在宅看護
体験学習ノート

篠原千里・今井範子・林由利江・魚住郁子
岸田久美子・石倉由紀・篠木知代　共著

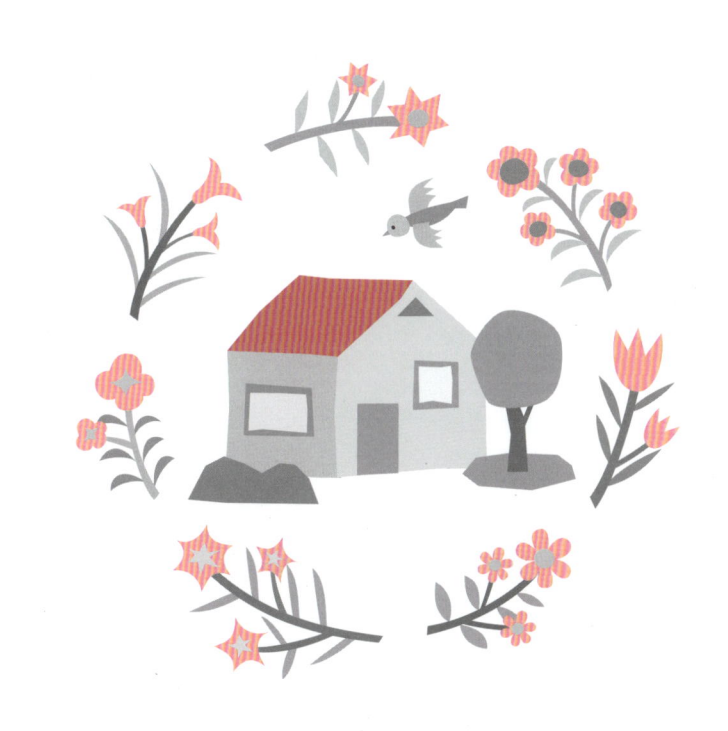

医歯薬出版株式会社

〈執筆者一覧〉

篠原　千里	元まつかげ看護専門学校　副学校長
今井　範子	弥富看護学校校長
	元中部看護専門学校　副学校長
林　由利江	元まつかげ看護専門学校　専任教員
魚住　郁子	岐阜大学医学部看護学科　准教授
	元中部看護専門学校　専任教員
岸田久美子	社会医療法人明陽会成田記念病院　医療安全管理室
	元東三河看護専門学校　専任教員
深谷　由紀	中部看護専門学校　教務主任
篠木　知代	愛知県厚生連海南病院　看護係長

〈愛知県私立看護学校協会有志〉

This book was originally published in Japanese under the title of：

ZAITAKUKANGO TAIKEN GAKUSYŪ NŌTO
(A Notebook for Learning of Home Health Care Practice)

Authors：
IMAI, Noriko et al.
IMAI, Noriko
　Former Vice-principal, Chubu Nursing College

© 2007 1st ed.

ISHIYAKU PUBLISHERS, INC.
　7-10, Honkomagome 1 chome, Bunkyo-ku,
　Tokyo 113-8612, Japan

はじめに

　平成9年度から加えられた「在宅看護論」も，さまざまな課題を抱えながら10年の年月が流れました．そしてまた，新たにカリキュラム改正のときを迎え，より安全で，しかも状況に臨機応変に対応できる実践的な能力が求められるようになっています．看護基礎教育のなかでの「在宅看護論」は「統合分野」に含められ，訪問看護に限らず多様な場で実習することが望ましいと謳われています．限られた時間のなかでどのように展開すれば能率よく，効果的に学習することができるのか熟慮しなければなりません．

　ともあれ，在宅看護論のなかでは「訪問看護」は主流になりますし，看護の原点ともいえます．ことに臨地実習においては，看護活動の場が施設内実習とは異なり，学生のみなさんは，ものの見方や考え方の切り替えを求められる体験をすることも多いことと思います．しかも，対象の日常の生活の場に訪問するわけですから，対象によって提供する看護は一様ではありません．すべての人を対象に訪問はできませんので，疑似体験を多くすることによって，在宅看護に必要な基礎知識を効率よく学習してもらいたいと考え，本書を編集しました．

　本書の特長を以下のようにまとめてみました．
1) 本書に取り上げた「事例」は，実際の看護学生の臨地実習体験のアンケートからキーワードを抽出しました．「病状」「年齢」「介護者」「日常生活の看護支援技術」「医療処置」「介護・家族指導」「社会福祉サービス」「看護の連携（退院調整）」の8項目に分けマトリックスを構成した結果，それに当てはまると思われる事例を選択し，限られた体験をなるべくほかの事例にも応用できるよう取り上げてあります．
2) 各事例には「この事例から学ぶこと」を付記し，学びやすいよう明示しました．
3) 在宅看護は施設入院中から始まっていることも重視してもらいたいので，各事例には，入院中の情報を提示してあります．
4) 事例のアセスメントと介入の活用例として，ヘンダーソンの項目に沿った方法を取り入れてあります．
5) 各事例のところどころに，実際の場でどのように看護がなされているのかを知るために，訪問看護師の生の声を「訪問看護師の一言」として記載し，また必要な社会資源も提示しました．
6) コミュニケーションの項では，学生の臨地実習の体験を基に，実際に必要な事柄を取り上げて説明してあります．「コラム」には学生の実体験での感想を載せました．

　在宅看護においては，どれをとっても正解はありません．体験をするにしても限りがあります．少しでも本書が学生のみなさんの体験の架け橋になることができれば幸いに存じます．

2007年11月　執筆者一同

もくじ

I 在宅看護におけるコミュニケーション　　1

1 在宅看護におけるコミュニケーションの基本　　2
[1] 挨拶　　2
[2] 笑顔　　3
[3] 聴く　　3
[4] 話す　　3
[5] 非言語的表現　　4

2 在宅看護でのコミュニケーション　　6
1. 訪問看護に至るまでの経過　　6
2. 初回訪問　　9
　[1] 初回訪問の目的　　9
　[2] 初回訪問の流れ　　9
3. 利用者・家族と接する際の心構えと留意点　　10
　[1] 連絡方法　　10
　[2] 時間　　11
　[3] 服装　　11
　[4] 玄関先での振る舞い　　12
　[5] 室内での振る舞い　　12
　[6] ことばづかい　　12
　[7] 手洗い　　13
　[8] 座る位置　　13
　[9] お茶を出されたとき　　13
　[10] 情報収集と看護方法　　13
　[11] 退居時の挨拶　　14
4. 訪問する際の心構えと留意点　　14
　[1] 持って行くもの　　14
　[2] 訪問時の観察および情報収集事項　　15
5. 訪問後の記録について　　15
6. こんなときあなたならどうしますか？　　16

II 在宅看護におけるアセスメントと介入　　23

1 アセスメントと介入方法　　24
1. 事例紹介　　25

263-00902

2. 家族機能アセスメント ... 26
[1] 家族を把握するうえでの情報収集の視点 ... 26
3. 社会資源の活用 ... 29
[1] 社会資源の具体的なアセスメントの考え方 ... 30
4. ヘンダーソンの項目に沿った療養者の情報整理 ... 31
[1] ヘンダーソンの項目に沿った療養者の情報整理の1例 ... 33
5. 在宅看護と看護過程 ... 34
[1] 情報の収集・分析 ... 34
[2] 看護問題の明確化 ... 34
[3] 計画・実践 ... 34
[4] 評価 ... 35

Ⅲ 在宅看護の実際　37

1 呼吸不全でHOTを受けている療養者の場合　38

この事例から学ぶこと ... 38

退院前　38

1. 事例紹介 ... 38
2. 訪問看護指示書 ... 41
3. 退院にむけて ... 42
4. 事前訪問 ... 46

在宅　47

1. 初回訪問 ... 47
2. ヘンダーソンの項目に沿ったATさんの情報整理 ... 48
3. ATさんの在宅療養生活にむけて ... 49

まとめ　53

2 ALSで在宅呼吸器療法を受けている療養者の場合　54

この事例から学ぶこと ... 54

退院前　54

1. 事例紹介 ... 54
2. 訪問看護指示書 ... 56
3. 退院にむけて ... 57
4. 事前訪問 ... 59

在宅	61
1. 初回訪問	61
2. ヘンダーソンの14項目に沿ったSHさんの情報整理	62
3. SHさんの在宅生活にむけて	63
まとめ	68

3 終末期で在宅輸液療法を受けている療養者の場合　70

この事例から学ぶこと	70
退院前	70
1. 事例紹介	70
2. 訪問看護指示書・在宅患者訪問点滴注射指示書	73
3. 退院にむけて	74
在宅	76
1. 初回訪問	76
2. ヘンダーソンの項目での分類と考え方	78
3. YKさんの援助について一緒に考えてみましょう	79
まとめ	81

4 脳梗塞後遺症の老年療養者の場合　83

この事例から学ぶこと	83
退院前	83
1. 事例紹介	83
2. 訪問看護指示書	85
3. 退院にむけて	86
在宅	87
1. 訪問時の状況	87
2. 家族の状況	88
3. 看護過程の展開（アセスメント・看護介入）	88
4. 優先順位の高いニーズ項目について，看護過程を考える	90
5. 看護の評価	101
まとめ	103

I

在宅看護における
コミュニケーション

1 在宅看護におけるコミュニケーションの基本

　私たち人間は，1人で生きることはできません．人間は社会のなかで，他人とのかかわりをもちながら生活をしていきます．人が人にかかわるということは，互いの考え方や感情や態度などを伝え合うことによって，「人間」として成長発達していくということでもあります．このことを念頭に，人間関係成立に不可欠なコミュニケーションについて確認してみましょう．

　コミュニケーションは，送り手から受け手へ，言葉や文字などに身振りなどを添えて何らかのメッセージが送られ，受け手から何らかの形で返信されるという相互作用によって成り立ち，メッセージの内容を互いに理解し合うということです．

　そのときとても大事なことは，メッセージの送り手は受け手にわかってもらいたいと思っていることです．自分が感じているように，あるいは同じように感じてくれなくても，きちんと伝わってほしいと思っていることを忘れないようにしましょう．

　したがって，コミュニケーションとは人間が自分自身を体のすべてを用いて表現する一種の「技術」といえます．看護師は「コミュニケーション技術」としてこの能力を磨かなければなりません．在宅看護では，1人の看護師対利用者とその家族が，短時間のうちに関係を深め，看護が展開されていきます．看護師は，臨機応変に「その場」に対応した行動をとることで信頼関係を確立していく必要があります．

　在宅看護論の臨地実習は，コミュニケーションに始まりコミュニケーションに終わるといっても過言ではないでしょう．

　それでは，コミュニケーションの基本となる言語的表現から始めましょう．

1 挨　拶

　さわやかな挨拶は周囲を明るくし，それを聞いて嫌な気分になる人は誰もいません．このことは，挨拶をされたほうにもしたほうにもいえることです．なぜでしょうか．

　「挨拶」ということばには，相手に近づき，相手の心を開き，相手の人間性を引き出すという意味が含まれます．ことばを変えていうと，「心から相手とふれ合う」ということになります．心から交わされた挨拶は，誰にも心地よく響くのです．

　よく知らない人でも，相手が気づいていなくても，まずは自分から声をかけて挨拶

しましょう．そして，挨拶するときは，必ず相手に自分の顔が向いていることを忘れないでください．

2 笑　顔

　挨拶にはまた表情が大切です．「心から相手とふれ合う」挨拶は，まなざしを相手に向け，口角を少し上げる微笑み程度でも相手に好印象を与えられるのではないでしょうか．

　あなたの自然な笑顔は，相手の心を開かせて信頼関係を築く潤滑剤の役割を果たすことでしょう．

3 聴　く

　相手の気持ちをわかろうとするときには，それにふさわしいことばがあります．「聴く」ということばです．「聴く」には音が耳に入ってくる以外に，関心を寄せて聞くという意味があり，傾聴ともいいます．送り手に，そして送り手の気持ちに関心を寄せることで，こちらがいちいち確認しなくてもおのずと相手の言いたいことがわかり，送り手もわかってもらったと感じることができるでしょう．

　ともすれば相手の話がまだ終わらないうちに「わかった，わかった」などとあいづちを打って理解したかのように話をしていることを見かけることもありますが，相手の言いたいことばを繰り返し復唱したり，相手の気持ちを別なことばで置き換えたり，適度な「間」をとってあいづちを打ったりして「聴く」ということをしてみましょう．

　また，「この人はどうしてこんなことを言うのかしら？」と，相手の話したことばの背後に気をとめてみてください．そこに相手の気持ちや考えがあることがわかると，よりいっそう相手の気持ちに近づき受けとめることができると思います．

4 話　す

　話すことは，単なることばの羅列ではありません．ことばに話し手の気持ちや考えが添えられて，それを相手がちゃんと聞き取れるかが肝心です．心地よいコミュニケーションが成立するためには，「話し方」もとても大切なのです．話し方や声の出し方が，言葉をより鮮明に表現してくれます．声を聞いただけでも相手の個性やそのときの状況・状態を感じ取ることができます．いくつか話し方の要素をあげてどうすればよいかみてみましょう．

● 話す速度

　自分本位の速すぎる話し方では，相手の理解を得られません．適当な息つぎをしながら相手の呼吸に合わせて話すことを心がけましょう．

● 間の取り方

　話の内容ごとに少しずつ区切りをつけて，相手の反応を確認しながら話を進めることも大切です．ただし，だらだらとした話し方は効果的ではありません．

● 声の大きさ

　大きな声で話せば必ず相手に伝わるというものではありません．受け手のほうは，大きな声は音としては聞いていても，話の内容としては聞いていなかったということがよくあります．相手や場所に応じて，聞き取れる大きさで話すようにしましょう．

● 発　音

　日本語には子音があります．たとえば「箸」を発音するとき，「はし」とも聞こえますし，「かし」とも聞こえたりします．口の動きに気をつけ，しっかり発音することが大切です．

● 語　尾

　これも日本語の特徴ですが動詞は文章の一番最後に並びます．ですから，どうしたいかは最後まで言わないとわかりません．語尾まではっきり言うよう心がけましょう．

● 抑　揚

　話すときには何らかの形で感情が入ります．話の内容に合わせて抑揚をつけることで，聞き手の気持ちも話し手の調子に合わせることができます．生きた会話になるのです．

5 非言語的表現

　ここまでは，主に言語を使ってのコミュニケーションについてみてきましたが，私たち人間は，常に言語だけを使ってコミュニケーションを図っているわけではありません．言語以外の媒体を使ってコミュニケーションがより豊かになるように工夫しています．

● ボディー・ランゲージ

　ジェスチャーや顔の表情・姿勢を使い，話しことばに感情を添えて表現することで，言葉の不足をカバーしてくれます．

- **歩く・食べる・お酒を飲む・物の扱い方など**

  行動がことばになっていることがあります．足音を高く立てて歩いたり，物を乱暴に扱ったり，空腹でもないのに大食いしたりなど，これらは怒りや心が穏やかでないことの表現の一つでもあります．

- **相手との距離・位置**

  少し敬遠したい人には距離を置いて話します．位置関係も相手との関係を表しています．

- **ヘアスタイル・服装・香りなど**

  外観そのものが，その人の主義や人生観の表現として受け取れ，ことば以上に聞き手に情報を与えます．

- **視線・目線**

  「目は口ほどにものを言い」．昔からいい継がれていることばにあるように視線・目線も大切です．横目，上目づかい，視線をそらす，あるいは合わせない，じろじろ見るなどは，相手によい感じを与えません．また目線の高さにも気を配りたいものです．相手の目線の高さに自分の目線を合わせて対応しましょう．

- **タッチング**

  人間の皮膚感覚はとても敏感です．とりわけ「手」は感覚器官として最も優れている器官です．この手を使い相手の皮膚に触れることで，症状の緩和や癒しの効果もあります．ただし，効果的なタッチングは相手との信頼関係が土台になっていることを忘れてはなりません．

2 在宅看護でのコミュニケーション

1. 訪問看護に至るまでの経過

　在宅ケアは「地域の生活者としての個人や家族に対して，人々の住む場を拠点として，日常生活や健康を害する危険性のある人々の生活破綻を防ぎ，生活を維持すること．生活破綻を起こした人々への生活維持・改善を図ること．同時に，健康の保持や疾病の予防，疾病をもつ人々の健康回復，あるいは疾病や障害をもちながら現状の社会生活を維持すること．および，それらから生ずる心身社会生活への影響を最小限にとどめるために用意される保健・医療・福祉的側面からなる総合的なサービスの概念である」（日本看護協会）と定義されています．

　在宅看護も在宅ケアに由来し，訪問看護は，在宅看護活動のなかで最も中心となる活動形態です．

　訪問看護は，訪問看護ステーションが担当の医師が書く「訪問看護指示書」を受けて看護師を派遣し，指示書に基づいて看護を展開します．

　選ばれた看護師が退院前の面談をし，在宅ケアに必要な情報を収集するわけですが，訪問看護師の行う在宅看護は，すでにそのときから始まっていることになります．

　看護師は，利用者がそれぞれに日々の生活を営む居住空間（家庭）を訪れ，看護ケアを行います．その居住空間（家庭）は施設とは異なり，あくまでも利用者が主体であることを忘れてはなりません．したがって看護師には，利用者のみならずその家庭の状況を受けとめ，利用者側に立った看護を提供することが求められます．訪問看護は，看護師と利用者との間に信頼関係が成立している

図1　在宅看護の考え方

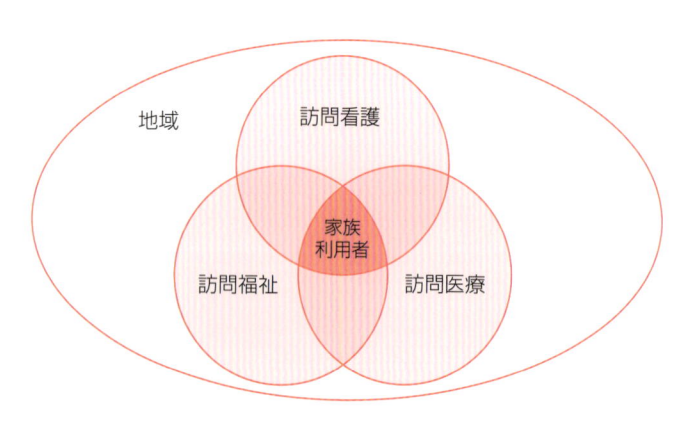

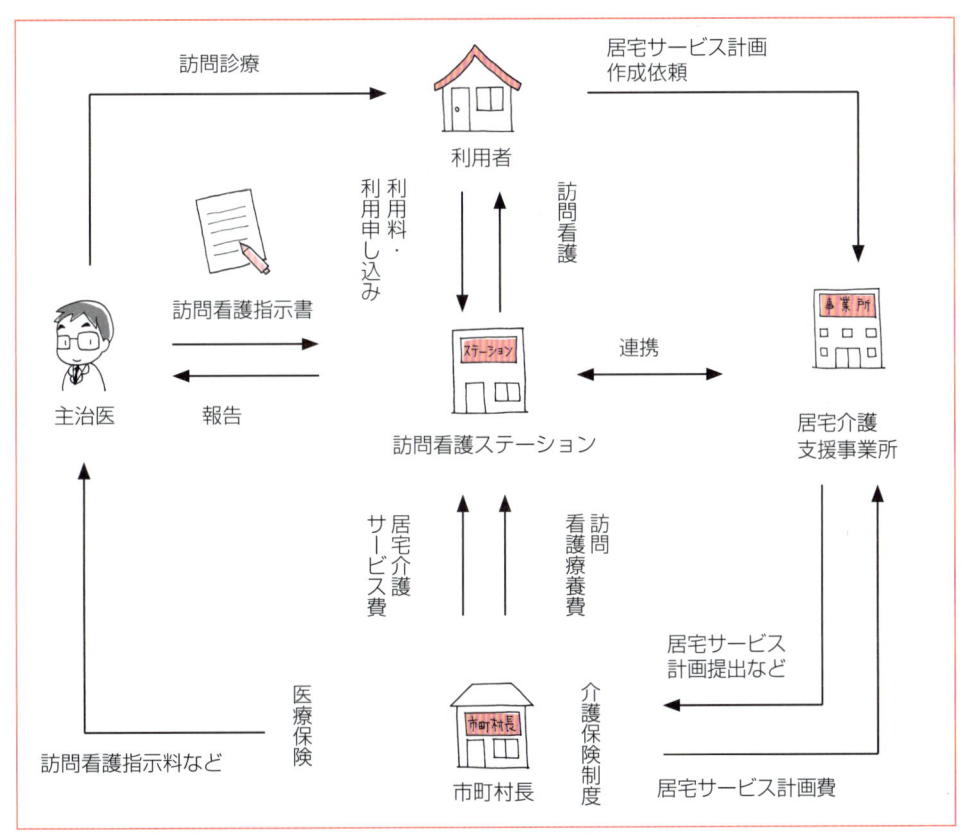

図2　訪問看護活動の流れ

ことが前提となるため，まずは信頼関係を成立させることから始まるといえるでしょう．

　利用者が主体の在宅看護の場面では，利用者がお金を払ってサービスを受けているのですから，当然訪問看護師を選ぶことをはじめ，サービス内容についてもさまざまな要求をする権利があります．突然見知らぬ人に訪問され，一方的にケアを押しつけられたとしたら，たいていの人は困惑してしまうだけでなく，気にいらないことでも受け入れざるをえないことにもなりかねません．ですから，利用者が入院していて退院後在宅ケアを希望している場合，入院中から利用者と面談し，相手のニーズを知り，どのようなケアができるかを把握する必要があります．スムーズに在宅ケアにつなげてくためには，特に初回の面談は大切です．あわせて，訪問看護ステーション側はその家庭の好みや性格を知り，その家庭に対応できる訪問看護師を選択しなければなりません．

表 介護保険制度における居宅サービス等　(厚生統計協会：国民衛生の動向 2015/2016年)

サービスの種類	サービスの内容
訪問介護 (ホームヘルプサービス)	ホームヘルパーが要介護者等の居宅を訪問して，入浴，排泄，食事等の介護，調理・洗濯・掃除等の家事，生活等に関する相談，助言その他の必要な日常生活上の世話を行う
訪問入浴介護	入浴車等により居宅を訪問して浴槽を提供して入浴の介護を行う
訪問看護	病状が安定期にあり，訪問看護を要すると主治医等が認めた要介護者等について，病院，診療所または訪問看護ステーションの看護師等が居宅を訪問して療養上の世話または必要な診療の補助を行う
訪問リハビリテーション	病状が安定期にあり，計画的な医学的管理の下におけるリハビリテーションを要すると主治医等が認めた要介護者等について，病院，診療所または介護老人保健施設の理学療法士または作業療法士が居宅を訪問して，心身の機能の維持回復を図り，日常生活の自立を助けるために必要なリハビリテーションを行う
居宅療養管理指導	病院，診療所または薬局の医師，歯科医師，薬剤師等が，通院が困難な要介護者等について，居宅を訪問して，心身の状況や環境等を把握し，それらを踏まえて療養上の管理および指導を行う
通所介護 (デイサービス)	老人デイサービスセンター等において，入浴，排泄，食事等の介護，生活等に関する相談，助言，健康状態の確認その他の必要な日常生活の世話および機能訓練を行う
通所リハビリテーション (デイ・ケア)	病状が安定期にあり，計画的な医学的管理の下におけるリハビリテーションを要すると主治医等が認めた要介護者等について，介護老人保健施設，病院または診療所において，心身の機能の維持回復を図り，日常生活の自立を助けるために必要なリハビリテーションを行う
短期入所生活介護 (ショートステイ)	老人短期入所施設，特別養護老人ホーム等に短期間入所し，その施設で，入浴，排泄，食事等の介護その他の日常生活上の世話および機能訓練を行う
短期入所療養介護 (ショートステイ)	病状が安定期にあり，ショートステイを必要としている要介護者等について，介護老人保健施設，介護療養型医療施設等に短期間入所し，その施設で，看護，医療的管理下における介護，機能訓練その他必要な医療や日常生活上の世話を行う
特定施設入居者生活介護 (有料老人ホーム)	有料老人ホーム，軽費老人ホーム等に入所している要介護者等について，その施設で，特定施設サービス計画に基づき，入浴，排泄，食事等の介護，生活等に関する相談，助言等の日常生活上の世話，機能訓練および療養上の世話を行う
福祉用具貸与	在宅の要介護者等について福祉用具の貸与を行う
特定福祉用具販売	福祉用具のうち，入浴や排泄のための福祉用具その他の厚生労働大臣が定める福祉用具の販売を行う
居宅介護住宅改修費 (住宅改修)	手すりの取り付けその他の厚生労働大臣が定める種類の住宅改修費の支給
居宅介護支援	在宅の要介護者等が在宅介護サービスを適切に利用できるよう，その者の依頼を受けて，その心身の状況，環境，本人および家族の希望等を勘案し，利用するサービス等の種類，内容，担当者，本人の健康上・生活上の問題点，解決すべき課題，在宅サービスの目標およびその達成時期等を定めた計画（居宅サービス計画）を作成し，その計画に基づくサービス提供が確保されるよう，事業者等との連絡調整等の便宜の提供を行う．介護保険施設に入所が必要な場合は，施設への紹介等を行う

●介護給付におけるサービスには，表に挙げた都道府県が指定・監督を行う居宅サービス等のほかに，市町村が指定・監督を行う地域密着型サービスとして，定期巡回・随時対応型訪問介護看護，小規模多機能型居宅介護，夜間対応型訪問介護，認知症対応型通所介護，認知症対応型共同生活介護（グループホーム），地域密着型特定施設入居者生活介護,地域密着型介護老人福祉施設入所者生活介護，複合型サービス（看護小規模多機能型居宅介護）がある．

2. 初回訪問

　利用者がそれぞれの家庭で暮らしているなかに入り込むのには，それなりの信頼関係が必要になります．誰でも全く面識のない人を家のなかに招き入れるのには，抵抗を感じることでしょう．「今まで生活してきた住環境が医療者の手によって無理な矯正をされるのではないか」「他者の侵入によって，安心できる場がなくなってしまうのではないか」などという不安をもっていることを十分に理解し，訪問にあたることが必要になります．

　在宅看護では利用者やその家族が，主体的に療養生活に取り組めるよう援助することを忘れないでください．

　初回訪問だけでは情報収集に限界があり，具体的な援助計画の立案に至るのは難しいことが多くあります．事前に情報収集を十分にして，さらに足りない情報は何であるかを整理してから初回訪問する必要があります．

1 初回訪問の目的

●信頼関係を築く

　家のなかで看護を提供するためには，人として看護師として任せられる人であることを利用者に感じてもらえるようなかかわりが大切です．

●情報収集を行う

　セルフケア能力，家族生活力量の向上のための援助には情報収集が不可欠で，事前に情報収集を行っていきますが，実際の家庭環境についてはわからないことが多いため，初回訪問時に情報を得るようにします．

2 初回訪問の流れ

① 利用者へ事前に連絡を入れる
② 約束の時刻を守る
③ 玄関先で挨拶をし，許可を得てから上がる
④ 流水下で手洗いをする
⑤ 必要な情報を収集する
⑥ 次回の訪問日時を確認する
⑦ 挨拶をして帰る

3. 利用者・家族と接する際の心構えと留意点

◼ 連絡方法

訪問する前に確認の電話をします．できる限り利用者の都合のよい日時に訪問するようにしましょう．

電 | 話 | の | か | け | 方

① 相手が電話口に出たら，まず訪問看護ステーション名，氏名を名のります．
② 「今お話をしてもよろしいでしょうか？」と相手の都合を尋ねてから用件に入ります．
③ どのような予定でどのくらいの時間を要するのかを伝え，訪問日時を決めていきます．
④ 用件が済んだら，決定した事柄を復唱しましょう．確認すると，互いに聞きもらしや間違いを防ぐことができます．
⑤ 電話をかけた側から「失礼します」と言い，電話を切ります．

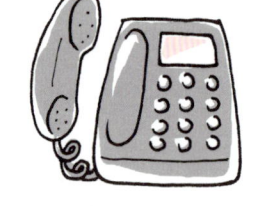

● **留守であった場合**

留守番電話に訪問看護ステーション名と氏名を名のり，(何時頃)「あらためてこちらから連絡させていただきます」と伝言を残しておきます．

● **留意点**

① 電話では相手の顔が見えませんが，笑顔で対応することで自然に声も明るい印象になります．
② もし途中で電話が切れてしまった場合は，かけた側からかけ直します．相手の不手際で切れた場合でも「先ほどは失礼いたしました」と一言添え，用件を話し始めましょう．
③ 何か別のことをしながら電話をすることはやめ，しっかりと相手の話に耳を傾けましょう．あいづちは「うん，うん」ではなく「はい」とはっきり返答します．

2 時　間

　訪問する場合は，早すぎず，遅すぎることなく訪問先へ到着しましょう．地域環境を観察しながら利用者宅へ向かうと，援助中の話題のきっかけにできたり，日頃利用者が使用している交通手段や生活スタイルを理解するヒントになります．

　また，ケアは約束している時間内に済ませられるように，援助の時間配分に気をつけます．

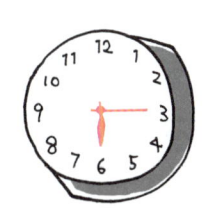

3 服　装

- ・髪は清潔に整える
  肩につく髪はゴムで縛り，長い場合はアップにまとめる
- ・ゴムやバレッタは地味な色や形のものにする

- ・動きやすい素材のものがよい
- ・ほころびがなく，清潔なものを着用する
- ・襟つきが望ましい

- ・靴下は白色か薄い色で，くるぶしがかくれ，清潔なものを着用する

- ・イヤリング，ピアスはしない

- ・化粧は自然な感じにする
- ・男性は無精ひげを剃る
- ・ネックレスはしない
- ・名札は刺繍または縫いつけにする

- ・香水はきついものはつけない

- ・爪は短く切り清潔にする
- ・結婚指輪以外はつけない
- ・マニキュアをつける場合は透明にする
- ・ブレスレットはしない
- ・ハンカチは必需品

- ・白色の靴またはスニーカーがよい
- ・靴紐は白色がよい
- ・靴は汚れに注意し，踵は踏まない

4 玄関先での振る舞い

　玄関前でコート類などの上着は脱ぎ，身だしなみを整えてから呼び鈴を鳴らします．お会いしたらまず挨拶をし所属先と氏名を伝えます．利用者の居住空間での援助になるため，室内へも勝手に上がらず，「どうぞ」と案内されてから上がりましょう．

　玄関を上がる際は正面（居室内）を向いたまま靴を脱ぎます．玄関を上がったら相手にお尻を向けないように，体を斜めにして靴を直します．

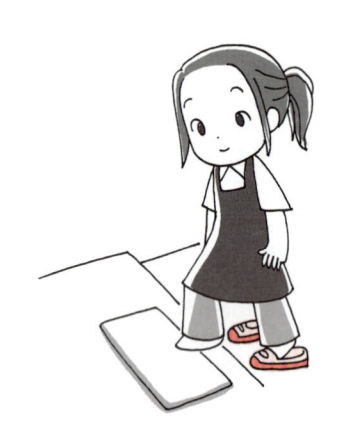

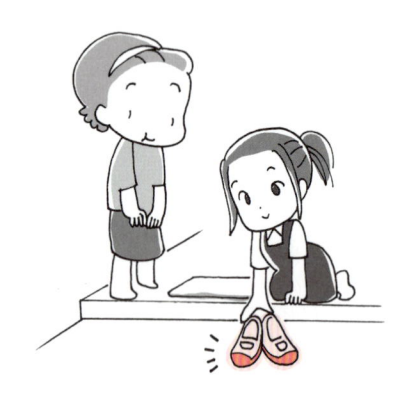

5 室内での振る舞い

　利用者宅で，周囲をキョロキョロ見回すのは失礼にあたります．必要な情報収集をするときは利用者や家族に一言声かけをしてから見せてもらうようにします．

　座布団，布団，敷居，畳の縁は踏まないように気をつけましょう．

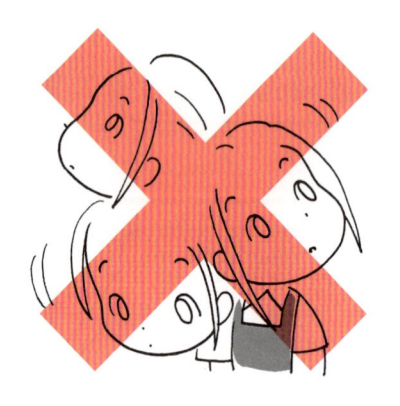

6 ことばづかい

　訪問看護では，利用者と看護師の関係が密接になりやすい傾向にあるため，よりことばづかいに気をつける必要があります．

　相手を見下した言い方，命令的な言い方，子ども扱いするような言い方，堅すぎる言い方，無礼な言い方，くだけすぎる言い方は信頼関係の構築の妨げになります．相手を尊重し，その人に合ったことばづかいを選んで使うようにしましょう．

263-00902

7 手洗い

　看護師は，感染の媒介者とならないように配慮する必要があります．利用者に触れる前に手を洗うのは利用者への感染を防ぎ，処置後の手洗いは次に訪問する利用者への感染や看護師自身への感染を防ぐために大切です．できれば，利用者または家族の許可を得て流水と石けんで行うのが理想ですが，速乾性手指消毒剤で消毒してもよいでしょう．そのため，訪問バッグのなかに石けんと紙タオルまたはアルコール入りペーパータオルや速乾性手指消毒剤を常備するとよいでしょう．

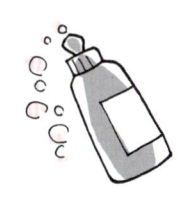

8 座る位置

　利用者と家族が見える位置に座ります．しかしそれぞれの家族で座る位置が決まっていることがあるので，確認してから，あるいは勧められたところに座りましょう．

　座布団を勧められたら，お礼を言ってから座りますが，座布団を捜すような行為はやめましょう．

9 お茶を出されたとき

　お客様ではないので，お茶やお菓子は基本的に断ります．それでも勧められたときは，状況に応じて判断します．

　食事や金品の場合は，感謝の気持ちを述べたうえで，受け取れないことを伝え，相手の気分を害さないよう断りましょう．

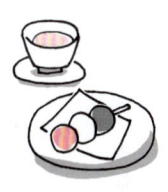

10 情報収集と看護方法

　在宅看護では，その家にあるもので援助をする工夫が必要です．利用者が希望している援助を行いながら，情報を収集します．それぞれの家のやり方があるので，その家のやり方に看護師が合わせるようにします．医療的処置にて出たゴミは，その地域に合った分別をして，家族の負担を少なくします．

　援助で使うタオル類は家族が洗濯することになるため，使用する量は，必要最低限を心がけます．援助のときに周囲を汚さないように注意し，洗面器や医療処置で使った用具は下洗いをし，元の場所へ戻しておきます．

感染症のある場合は，消毒方法を家族にきちんと説明することが必要です．
　さらに援助に使用する医療器具などを利用者が個人で購入している場合があるので，そういったものを利用する場合も「使わせていただきます」と一言断ってから使用しましょう．

11 退居時の挨拶

　帰りぎわに，次回訪問の約束をしましょう．互いに確認でき，間違いやすれ違いを防ぐことができます．また，帰りぎわの気持ちのよい挨拶は，次回訪問の出発点になります．疲れきった表情はせず，笑顔で挨拶をしてから帰りましょう．

4. 訪問する際の心構えと留意点

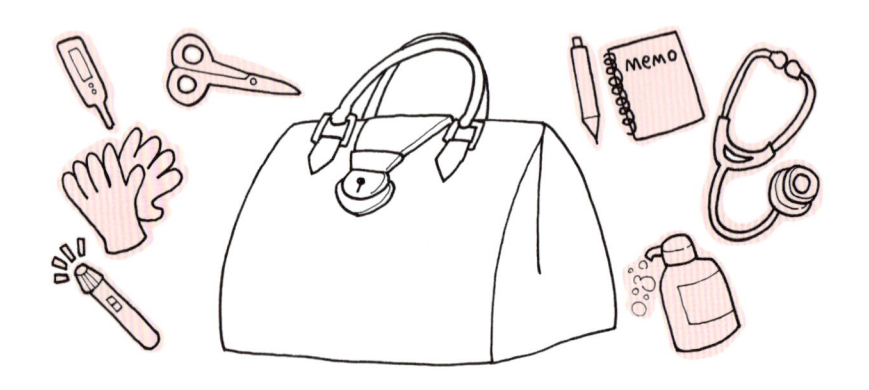

1 持って行くもの

　①聴診器，②血圧計，③ペンライト，④舌圧子，⑤体温計，⑥手指消毒剤，⑦石けん，紙タオル，⑧消毒キット，⑨はさみ，⑩メモ帳，筆記用具，⑪ゴミ袋，⑫エプロン，手袋，⑬その他必要な診療材料と診療器具

2 訪問時の観察および情報収集事項

●利用者の健康状態
身体的状態：呼吸，循環，体温，自覚症状
精神的状態：情緒，現状への思い
日常生活面：食事，排泄，清潔，睡眠，活動と休息，環境
医療面：受診状況，内服管理，制限のある場合は守れているか，使用している診療
　　　　材料の在庫や使用期限，器具の作動状況

●家族の状況
同居家族の構成
家族の健康状態
介護状況：家族の誰がキーパーソンで，ほかの家族はどの程度介護に参加している
　　　　か

●社会的状態
近所との付き合い：町内会，老人会などへの参加状況
経済状況：看護・介護サービスを継続して使用できる状況にあるか
職業

5. 訪問後の記録について

　訪問後は，その日に実施したことを記録し，その結果と評価をします．同時に利用者の反応や新たに得られた情報を残しておきます．1人で1人の利用者を担当することが多く，新しい問題に気づきにくいこともあるため，評価はなるべく客観的に行うようにしましょう．訪問看護の記録は看護記録と同様に法的な証拠書類として重要な意味をもつ場合もあるので，とても大切です．
　問題や悩みを1人で抱え込んでしまわないためにも訪問後関係者間でミーティングを実施し，情報や援助方法の共有をしましょう．そして新たなサービスの必要性があるときは，早急に手続きを行います．

6. こんなときあなたならどうしますか？

Q1 初回訪問の連絡を取らなければなりません．さあ，どうしましょう？

Q2 訪問へ行く途中，トイレに行きたくなってしまいました．さぁ，どうしましょう？

Q3 移動中事故に遭遇し訪問に遅れてしまいそうです．さぁ，どうしましょう？

Q4 約束をした訪問時間に利用者が不在でした．さぁ，どうしましょう？

Q5 車で訪問に出かけましたが駐車場がありません．さぁ，どうしましょう？

Q6 訪問に行く途中でどしゃ降りの雨に見舞われました．さぁ，どうしましょう？

Q7 訪問に行く途中に道に迷ってしまいました．さぁ，どうしましょう？

Q8 援助中，利用者の孫が診療器具に興味をもってさわろうとしています．さぁ，どうしましょう？

Q9 台風が接近しています．さぁ，どうしましょう？

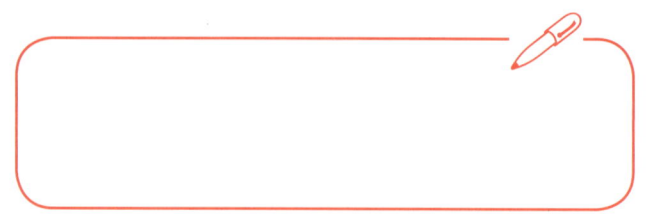

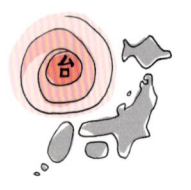

Q10 訪問先の玄関にたくさんの靴が乱雑に置いてあります．さぁ，どうしましょう？

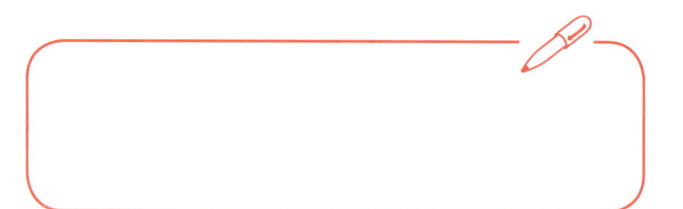

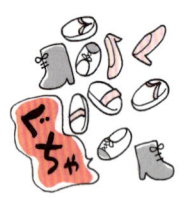

解答例

Q1
　電話をするときは，家族が家事や看護をしている時間帯に配慮し，手短に済むように内容を整理してからかけましょう

Q2
　援助は，たいていの場合1時間から長くて2時間程度行います．そのため，利用者宅へ行くまでに済ますようにしましょう．移動する間のどこにトイレがあるのかを事前に調べておき，極力利用者宅では借りないようにしましょう

Q3
　遅れてしまうとわかった時点ですぐに利用者宅へ連絡をしましょう．なぜ遅れてしまうのか，あとどのくらいで到着するのかを伝え，利用者や家族に無駄な心配をさせないようにすることも大切なことです．
　自分の過失で遅れてしまったときに謝るのは当然ですが，不慮の事態で遅れてしまう場合でも，きちんと謝罪し，誠意を見せることが大切です

Q4
　事前に教わった連絡先へまず連絡してみます．電話に出なければ，少し待つことになりますが，玄関先だと周囲の人の目にとまりやすく，訪問看護を利用していることが近所に知られてしまうことになります．知られたくない利用者もいるので，その気持ちを汲み取り，家から少し離れた場所で待つことも考えましょう．また，不審者に間違われないよう注意することも必要です

Q5
　訪問先には車を停められる場所がない場合が多いため，公共交通機関を使用して訪問するようにします．どうしても車で訪問しなければならない場合は，どこに停めておけばよいか，事前に調べておくか，利用者に聞いておきましょう．

今日では，在宅で訪問看護を利用することは必要なことという認識が広まりつつありますが，在宅看護がまだ広まっていない地域もあり，近所の人に知られたくないと感じている利用者もいます．ステーションの名前が入った車を家の前に停めておくことにより，訪問看護を利用していることが近所の人に知られてしまうこともあるので，訪問時に名前入りの車で訪問してよいかなど，近所への配慮を利用者や家族に確認しておくとよいでしょう

Q6

雨で濡れてしまった上着は玄関に入る前に脱ぐようにします．しかし，上着を脱いだために新たに服が濡れてしまうようであれば，一言断って玄関の中で脱ぎます．靴下は替えを持って行き，玄関先で上がる前に履き替えます．濡れたものを入れるビニールの袋を持って行くなどして，家の中を濡らしてしまわないように配慮します．

訪問看護は各家庭を回って看護を行うため，毎日訪問前に天気予報をチェックする心の余裕も大切です

Q7

あらかじめ訪問先がどの辺りにあり，移動にどの程度時間がかかるのかを下調べします．事前に連絡先を聞いておき，移動中に連絡をとりたい場合は直接利用者宅へ連絡しましょう．

利用者宅とどうしても連絡がとれない場合は，利用者が特定されてしまう言い方は避け，地図上で利用者宅に近くて目印となるものを尋ねるという方法で質問しましょう

Q8

子どもでも「これはとても大切のものなのよ」ときちんと説明することによって，理解してくれることが多いようです．しかし，説明では理解が得られない場合は手の届かない所へ置くなどして，看護師が責任をもって管理することが大切です．

必要分しか持ち歩いていない清潔器具などは，最終的に利用者へ迷惑がかかることになるため，きちんと管理しましょう

Q9

台風に限らず災害に関しては，ステーション側に特別な理由がない限り，利用者の希望があれば訪問します．しかし，公共交通機関が乱れている可能性もあるので，事前に約束の時間どおり訪問できない可能性が高いことの承諾を得てから出かけるようにしましょう

Q10

一見乱雑に置いてあるように見えて，実は履きやすいように整えてあるのかもしれません．おせっかいに並べ替えるのは避けましょう．

もし，自分の靴を置く場所がない場合は，一言「靴の位置を替えさせていただきますね」と声をかけ，了解を得てからさわるようにしましょう．

家に置いてあるものすべてが利用者やその家族の大切な財産です．大切に扱うのはいうまでもありません

コラム

　H君は最近在宅看護論実習を終えたばかりです．H君に実習体験の感想を聞いてみました．

　「在宅看護実習を行い，私は多くの戸惑いと不安を感じました．在宅看護に対する知識も教科書に目を通しただけという乏しい状況で，元々他人の家に上がることが苦手な性分の私にとって在宅看護というものは苦手意識で固まったようなもので，しっかりとできるかどうかもわかりませんでしたし，実際にケアに関しては何もできませんでした．

　しかし，そのなかで唯一できたことが挨拶でした．あまりの緊張で，玄関の戸が開いた瞬間に思わず出てしまったというのが実際のところで，顔は引きつっていたかもしれません．ですが，その思いがけない挨拶によって自分自身の緊張が幾分かほぐれたように思え，それ以上に家族の方たちに受け入れてもらえたように思います．

　しかし，緊張がほぐれたからといっても，まず戸惑ったことは，どこにいればよいのかということです．部屋には療養者のベッドがあり，仏壇があり，生活に必要なものが置いてあるなかで，スタッフや家族の邪魔にならないような場所というとあまりなく，何をすればよいのかわからないというのもあり，いつもウロウロしているばかりでした．また，玄関なども教科書とは違い一様ではないため，一軒一軒同じことをすれば済むというわけにもいきません．靴の置き方一つにしても隅に置くことでかえって気をつかわせてしまうこともありました．

　また，ケア終了時に家族の方が飲み物などを差し出してくださった際，断らなければならないにもかかわらず，とっさに「いただきます」と言ってしてしまい，病院とは違う場の知識だけではなく，接遇に対する基本的な知識も重要だと思いました．療養者宅へ赴くことと，隣にスタッフのいるということの緊張で，尿意を我慢するという以前に忘れてしまいました．しかし，トイレに行きたくなったら我慢せずに移動中に済ませておき，療養者宅では極力借りないようにすることや，ハンカチなども個人で持って行き，借りることのないように心がけることが大切だと思いました．」

参考文献

▶澤　俊二・他編：コミュニケーションスキルの磨き方．医歯薬出版，2007．
▶大森武子・他：仲間とみがく　看護のコミュニケーション・センス．医歯薬出版，2006．
▶櫻井尚子・他：地域療養を支えるケア．メディカ出版，2007．
▶木下由美子編：エッセンシャル　在宅看護学．医歯薬出版，2007．
▶岡島重孝・他：訪問看護．学習研究社，2000．
▶宍戸英雄監：絵でみる在宅ケアの基本テクニック．文光堂，2004．
▶福島道子編：地域看護学Ⅰ．オーム社，2007．
▶津村智恵子編：地域看護学．中央法規出版，2005．
▶久保田競：手と脳―脳の働きを高める手．紀伊國屋書店，1982．

II

在宅看護における
アセスメントと介入

1 アセスメントと介入方法

　在宅ケアを実施するうえで大切な視点は，療養者とその家族に合ったケアの提供であり，その人らしさの尊重です．この章は，看護活動をどのように展開していけばよいかを事例を通じて検討していく目的で成り立っています．各々の事例の展開に入る前に在宅ケアにおける基本となるアセスメント（学んだ知識を用いて得た情報の意味を検討し，看護の目指す方向を明らかにする）と介入方法について学びましょう．情報収集，アセスメントの視点は，療養者の健康問題，家族機能，地域・社会とのつながりの3点です．ここでは，次の事例からヘンダーソンの14項目に沿ってアセスメントをしましょう！

アセスメント（情報の収集・分析）　看護問題の明確化　看護介入　計画　実践　評価

情報収集
　ヘンダーソンの14項目
対象をみる3つの視点
　療養者の健康問題
　家族機能
　地域・社会とのつながり

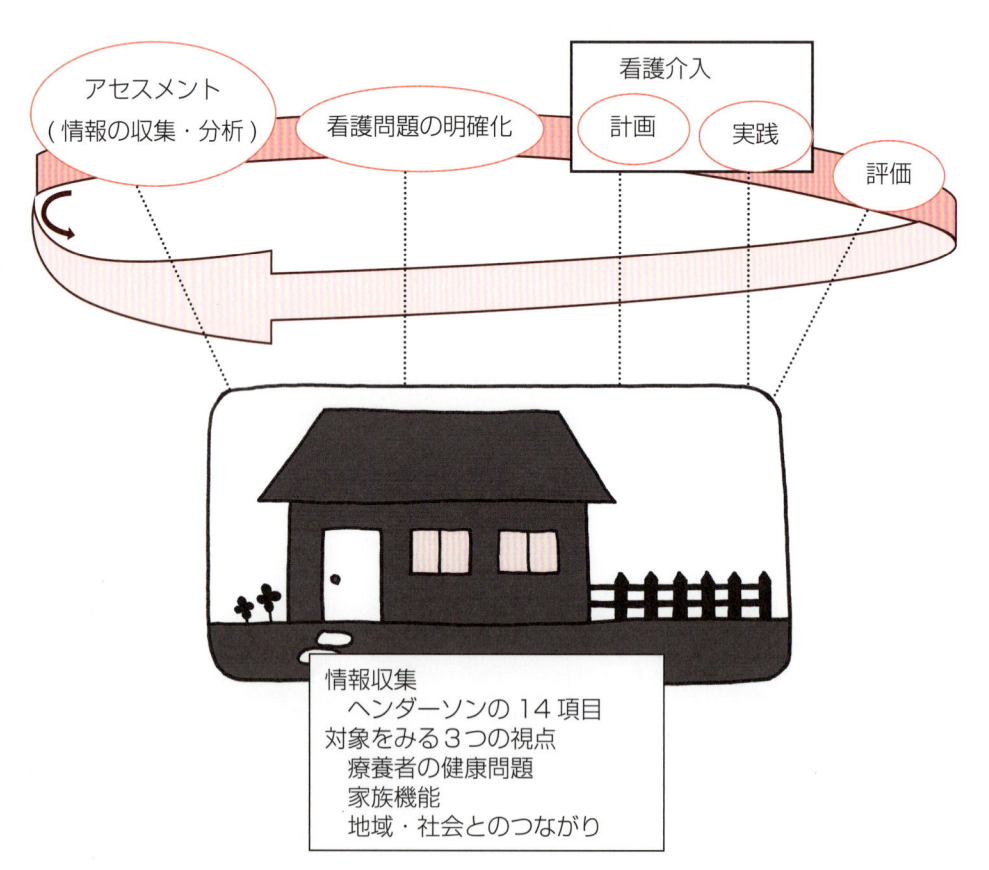

図　在宅看護の看護過程

1. 事例紹介

療養者：NSさん，80歳，女性

家族：夫81歳，長男59歳とその嫁55歳の4人暮らし

生活歴：夫は郵便局にて定年まで勤務．
　NSさんは家計を助ける目的で，自宅の一角で和裁教室を経営していた．女学校を卒業後，実母より和裁・洋裁を習い，お見合い結婚．趣味は，洋裁・和裁で，幼い頃の長男の服は自分で作製していた．

現病歴：今年になってから，夜間不眠を訴えるようになったが，和裁教室の生徒の作品を作品展に出展予定のため多忙で，医師の診断を受けることはなかった．作品展を終えて1カ月過ぎた頃，夜間せん妄，徘徊，人への関心を示すことが少なくなり，嫁に対して攻撃的な言動が多くなったため，近くのN病院受診．アルツハイマー型認知症と診断された．MMSE 9点，HDS15/30点．要介護3．

■ 家族との生活状況

　家事は，嫁が夕食を担当．朝食，昼食は料理好きな夫が作る．NSさんは家族と同じものをほぼ半分，全介助で摂取．常に「まだ，食べていない」と言う．また，「嫁も夫も食事をくれない」などの言動も聞かれる．また，2週間前，数キロ離れたY市の繁華街で，ブツブツ言って歩いているところを発見され，警察に保護された．保護された際に夫より強い言葉による叱責を受け，以後多くを語らなくなった．またその頃，夫により四肢の抑制・つなぎのパジャマ着用となる．以降，衣服の着脱・移動・排泄も全面介助が必要で，尿意はあるが間にあわず失禁が多くなり，オムツを使用し始めた．臀部はやや湿潤傾向．失禁に関して「情けない」「気持ち悪い」などの発語がある．入浴は2週に1回，長男，嫁の協力で行っている．

■ 移動方法

　車椅子は，NSさんの義母が使用したものが使用可能な状態でそのまま残っている．車椅子への移乗は夫が行い，上・下肢に数カ所擦過傷ができている．居室は，1階がNSさん夫婦，2階が長男夫婦．キッチンは1，2階ともにあり，以前，食事は世代ごとに別にとっていた．

■ 家族の状況

　嫁は，短大を卒業後大手スーパー勤務．現在，近くの同系列のスーパーにて，朝9

時～夜6時まで経理の仕事をしている．水曜日休み．長男は大学卒業後市内の商社勤務，総括課長として深夜に至るまで仕事をしている．長男夫婦には，23歳になる息子が1人いる．他県で1人暮らしをし，営業の仕事についている．帰省は，年に2度程度．嫁は，介護のために仕事をやめるか続けるか迷っている．夫は高血圧で通院治療中，加えて介護疲れで不眠が続いている．長男は「定年まで仕事を続ける」と当然のように言う．

■ 医療情報

N病院の医師より，身体的側面のアセスメント，家族機能の調整，社会資源の活用などの目的で訪問看護ステーションに依頼があった．初回訪問時，呼吸24回/分，脈拍82回/分 整脈．血圧132/70mmHg．体温は36.5℃．

NSさんは伏目がちで，看護師の問いかけに対してうなずくことができる程度．介護者は夫で，常にベッドサイドにおり，「自分も体がきつい…」と口走る．また夫からは，警察に保護されたとき「きつい言葉をかけてしまった」と，叱責したことを悔やんでいるような言動があった．長男の嫁には会うことができなかった．

NSさんの夫は，「嫁がもう少し介護を分担してもいいのに…」などと話す．また夫は，若い頃自分の母親の世話・介護で大変だったと言う．

2. 家族機能アセスメント

1 家族を把握するうえでの情報収集の視点

在宅看護が提供される場は生活の場であり，療養者・家族を尊重する必要があります．言い換えれば，療養者・家族の意向が反映した援助を提供する必要があるのです．援助を提供するうえで，必要な情報を収集しなければなりません．どのような視点で家族を見(視)る必要があるのでしょうか，考えてみましょう．

家族の歴史	①家族の成り立ちと家族の発達段階
家族の背景	①家族構成　②同居・別居の有無　③職業　④学歴　⑤経済的負担者　⑥信仰
家族関係	①家族間の感情　②家族の介護力　③家族の役割
家族の価値観	①価値を置いているもの　②問題発生時の対処
地域の特徴	①地域とのつながり　②近隣や地域の状況

家族の歴史とは，その家族がどのように成り立ち，今はどのような状況かということです．各々の家族にはそれぞれの歴史があり，それぞれの時期に応じた家族構成，できごと，機能，役割があるのです．

　家族の背景には，経済状態，信仰などが含まれます．日々看護をするなかで記録や会話から推察していきましょう．

　家族関係では，家族間のコミニケーションの状況や感情，家族の力関係や利用者への介護力などがあげられます．

　家族の価値観は，問題が生じたときの対処方法に現れます．

● 下の図を記載することで，家族機能をアセスメントしましょう！

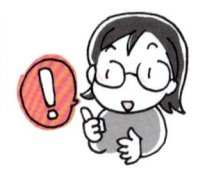

【家族構成・機能アセスメント図】
●同居家族（　　　　　）人
●この家族形態になってからの年月は？（　　　　　）年
　・主たる介護者に＊印をつけましょう！
　・家族内で決定権をもつ人に☆印をつけましょう！

（　　）歳
職業：
学歴：
これまでかかった病気：
現状への思い：

NSさん ―― 夫

（　　）歳
職業：
学歴：
これまでかかった病気：
現状への思い：

息子 ―― 嫁

（　　）歳
職業：
学歴：
これまでかかった病気：
現状への思い：

（　　）歳
職業：
学歴：
これまでかかった病気：
現状への思い：

家族介護力評価表（日本大学医学部附属板橋病院在宅療養支援室）

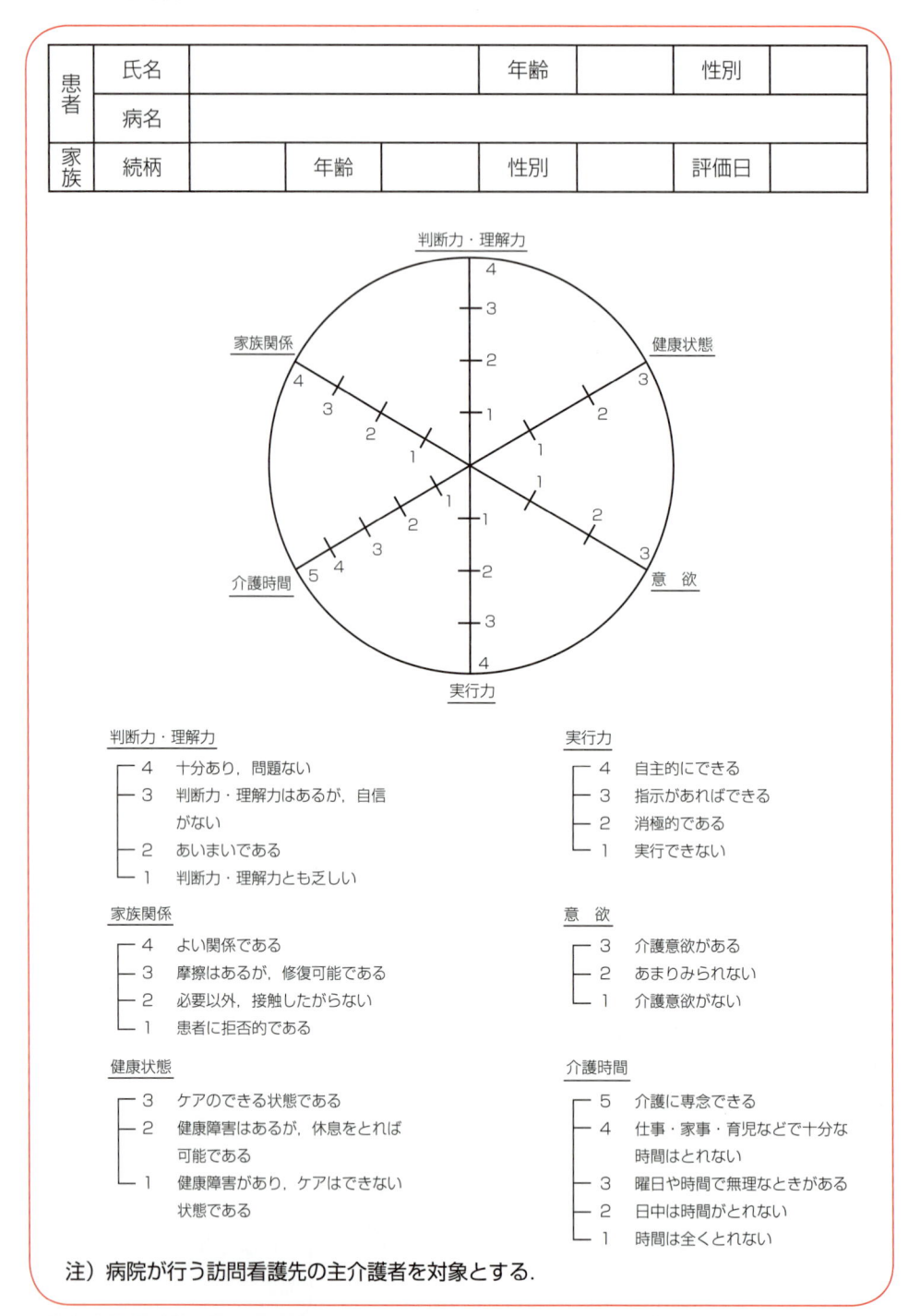

患者	氏名		年齢		性別	
	病名					
家族	続柄		年齢		性別		評価日	

（レーダーチャート：判断力・理解力、健康状態、意欲、実行力、介護時間、家族関係の6軸評価）

判断力・理解力
- 4 十分あり，問題ない
- 3 判断力・理解力はあるが，自信がない
- 2 あいまいである
- 1 判断力・理解力とも乏しい

家族関係
- 4 よい関係である
- 3 摩擦はあるが，修復可能である
- 2 必要以外，接触したがらない
- 1 患者に拒否的である

健康状態
- 3 ケアのできる状態である
- 2 健康障害はあるが，休息をとれば可能である
- 1 健康障害があり，ケアはできない状態である

実行力
- 4 自主的にできる
- 3 指示があればできる
- 2 消極的である
- 1 実行できない

意欲
- 3 介護意欲がある
- 2 あまりみられない
- 1 介護意欲がない

介護時間
- 5 介護に専念できる
- 4 仕事・家事・育児などで十分な時間はとれない
- 3 曜日や時間で無理なときがある
- 2 日中は時間がとれない
- 1 時間は全くとれない

注）病院が行う訪問看護先の主介護者を対象とする．

＊日本大学医学部附属板橋病院在宅療養支援室作成の家族介護力評価表を参考にして，評価してみましょう！

3. 社会資源の活用

● 社会資源の活用について考えてみましょう！

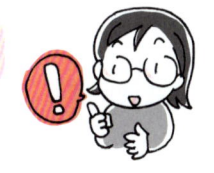

Q1 介護力をアセスメントしましょう！

アセスメント
本人の思いと現状：   夫の思いと現状：   長男の思いと現状：   長男の嫁の思いと現状：

1 社会資源の具体的なアセスメントの考え方

① 社会資源は，人間の生活の欲求を拡充・発展・充足するものです．

② 一般的には，在宅サービス・施設内サービスがあります．さまざまなサービスを使用することで介護負担を緩和します．

③ この事例では，家族の介護負担が大きく，このままの状況が続くと，在宅での療養生活が送れなくなるという危機的状況をはらんでいます．「在宅療養を継続」というニーズがあるなら，その充足のために社会資源の活用が必要です．

　看護師は，どのような社会資源が必要かを療養者・家族とともに考え，ケアマネジャー，他職種などと連携する必要があります．

Q2　Q1に記載した介護の現状と家族の思いを受け，どのような在宅サービスを選ぶとよいか考えましょう！

🖊 右のヒントのなかから，サービスを選んでみましょう！	在宅で受けられるサービス（例） ① 訪問看護 ② 訪問介護 ③ 訪問入浴介護 ④ 訪問リハビリテーション ⑤ 通所リハビリテーション ⑥ 通所介護 ⑦ 短期入所生活介護 ⑧ 短期入所療養介護 ⑨ 居宅療養管理指導 ⑩ 福祉用具貸与 ⑪ 特定福祉用具販売 ⑫ 居宅介護支援 ⑬ 居宅介護住宅改修費 ⑭ 特定施設入居者生活介護

4. ヘンダーソンの項目に沿った療養者の情報整理

> 療養者の情報からこの図を完成させましょう！

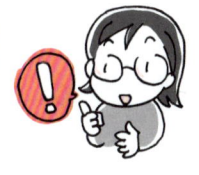

大項目	中項目	観察で得た情報	アセスメント	看護介入
身体的側面	呼吸 循環 体温			
	食事 栄養			
	排泄			
	身体活動			
	休息 睡眠			
	衣生活			
	清潔			

（つづく）

大項目	中項目	観察で得た情報	アセスメント	看護介入
心理的側面	コミュニケーション 意思の伝達			
社会的側面	環境			
	性役割 発達			
	学習			

*ヘンダーソンの14項目のうち,「患者の呼吸を助ける」と「患者が体温を正常範囲内に保つのを助ける」に「循環を保持する」を加え,「呼吸,循環,体温を保持する」を1つの欄に入れました.

1 ヘンダーソンの項目に沿った療養者の情報整理の1例

大項目	中項目	観察で得た情報	アセスメント	看護介入
身体的側面	呼吸 循環 体温	初回訪問時： O：呼吸24回/分， 脈拍82回/分， 不整なし， 血圧132/70 mmHg	加齢，長時間の臥床により呼吸機能低下．循環機能などの低下も懸念されるが，現時点では問題がないと考えられる	
	食事 栄養	以前より： O：調理は夕食は嫁が担当，朝食，昼食は夫が担当．家族と同じものを全介助で摂取 S：食事を摂取しているにもかかわらず，「まだ食べていない」と言う	栄養状態・食事の摂食動作，栄養・問題行動については現時点では不明	栄養状態のアセスメント，嚥下障害の有無などを観察する
	排泄	O：排泄動作も全面介助を要する．尿意があるが間にあわない．オムツ内排泄 S：失禁に関しては，「情けない」「気持ちが悪い」と言う	排泄にまつわる動作の不確立に関連した失禁が考えられる．排泄にまつわる不快な感情が表出されており，問題として取り上げる	・排尿間隔，失禁の分類をする ・それに応じた援助をすることで，排泄にまつわる不快感の軽減に努める
	身体活動	O：1カ月前から夜間徘徊やせん妄がみられ，人への関心を示すことが少なくなった 数キロ離れたY市の繁華街で，ブツブツ言っているところを警察に保護された．車椅子は義母が使用したものをそのまま使用．夫が移乗動作を行う．また，夫により四肢の抑制・つなぎのパジャマを着用	夜間せん妄，徘徊により，日中睡眠をとることになり，昼夜逆転がみられる．また，抑制により身体活動の低下も懸念され，問題として取り上げる	夜間に睡眠をとるための援助とともに，昼間帯の活動・覚醒をうながす．また，抑制により身体活動の低下も懸念されることを夫に説明する
	休息 睡眠	O：今年になってから夜間徘徊やせん妄がみられた	上記同様	上記同様

5. 在宅看護と看護過程

1 情報の収集・分析

　在宅看護は，単に疾患の治癒が目的ではありません．生活を支えるためには，医療機関で必要とする情報量より多くの情報が必要なケースも少なくありません．現在・過去・未来につながる情報が必要なのです．また，長期にわたる在宅看護では，時を経た後に療養者・家族の新たな一面を発見することもあり，修正と情報収集を繰り返しながら療養者・家族の理解を進める必要があります．また，情報収集の方法は，五感をフルに活用することです．そして何より，ケアをするなかで，新しい一面の発見や，療養者・家族の思いを聴くことができるよう努力しましょう．

　得られた情報をもとに，正常から逸脱しているかどうか，その原因は何に起因するかを明らかにすることでアセスメントをしていきます．また在宅においては，一対一の看護が提供されるため，他の看護師の意見が得られにくい状況にあります．訪問看護ステーションでは，カンファレンスや，情報提供書の評価を定期的に行い，独りよがりのアセスメントにならない工夫をしています．

2 看護問題の明確化

　逸脱した状況を問題点として明らかにする過程です．本書は看護過程のマニュアルではないため，この過程は取り上げませんが，看護上の課題・問題点を見出すうえで重要な過程といえます．

3 計画・実践

　計画・実践は看護の実践過程です．在宅看護においては，治療中心の医療機関における看護計画とはおのずと異なってきます．どちらかというと，改善ではなく，機能の維持，低下防止など療養者本人のもつ力を維持させるところに視点が置かれます．また，在宅看護においては，生活の場であるということを念頭に置き，「今できることは何か」「できないことは何か」「できるようになりたいのは何か」を療養者・家族とともに見つけ出していくことが必要です．

4 評　価

　実施した内容が効果的だったか否かを評価します．効果が得られなければ，その原因はどこにあるのか，看護過程のさまざまな過程に戻り，検討する必要があります．

参考文献
- ▶ヴァージニア・ヘンダーソン／湯槇ます・小玉香津子訳：看護の基本となるもの　新装版．日本看護協会出版会，2006．
- ▶秋葉公子・他：看護過程を使ったヘンダーソン看護論の実践　第2版．廣川書店，1999．

III 在宅看護の実際

1 呼吸不全でHOTを受けている療養者の場合

[この事例から学ぶこと]

　在宅酸素療法（home oxygen therapy：HOT）の対象者は，1985年に在宅酸素療法に医療保険が適用されるようになってから，年々増加傾向にあります．私たちは，「呼吸」を日常的に無意識に行っていますが，ひとたび呼吸が阻害されると死への恐怖や不安を抱くことになります．また，HOTを行うことで酸素を一生涯手放せないのではないかと考えたり，ボディイメージの変化により悲観的になり，人とのかかわりを避けることで孤立化したりするという問題も生じてきます．さらに，HOTを受けるうえで起こりうる日常生活上の問題も多く，それらに対する苦痛が生じるため，積極的な社会資源の活用や看護介入が必要になります．

　この事例から，初めてHOTが導入される療養者・家族に対するHOTの取り扱いや日常生活上の援助・指導，精神面への援助，社会資源の活用などについて学びましょう！

退院前

1. 事例紹介

療養者：ＡＴさん，72歳，男性
診断名：慢性呼吸不全，心不全
家族構成：妻との2人暮らし．息子は2人いるが結婚し，同居はしていない．各々の息子は，1カ月に1回程度家族とともに訪問をしているが，介護は担っていない．
現病歴：入院するまでは，呼吸不全と心不全のため

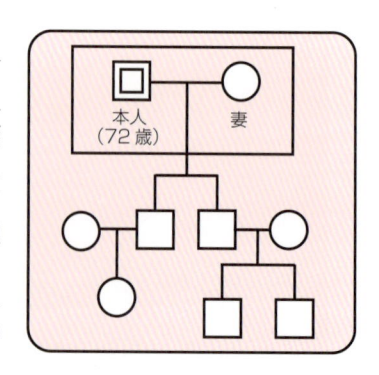

月に2回ほど通院しながら，自宅で療養していた．3月初旬に感冒のため呼吸不全と心不全が悪化し，呼吸困難，チアノーゼが出現したため，入院となった．入院後1カ月経過し症状が軽快したため，1週間後に退院が決まっている．在宅酸素療法の導入期であり，退院指導を受ける予定である．

治　療：酸素療法（1ℓ/分），薬物療法，食事療法（塩分7g/日）

■入院中の身体的側面

バイタルサインは，血圧140/74mmHg，脈拍85回/分 整脈．体温36.2℃，呼吸25回/分．病院では，鼻カニューレによる酸素療法（1ℓ/分）を行っている．酸素吸入の施行中，SpO_2（経皮的動脈血酸素飽和度）95％，pH 7.42，PaO_2（動脈血酸素分圧）70mmHg，$PaCO_2$（動脈血炭酸ガス分圧）40mmHgであった．

咳嗽と喀痰がときどきあるが，痰は自分で喀出できる．呼吸音は左肺野に雑音が聞かれることがある．

また，四肢の冷感があるがチアノーゼはなく，手背と足背に軽度の浮腫がある．

■入院中の生活状況

塩分制限の指示が出ているが，心臓高血圧食の軟飯をほぼ全量摂取できている．義歯を使用しているが，咀嚼に問題はない．

排尿は1,200mℓ/日，排便は1回/2～3日．排便のないときは腹部膨満感を訴える．トイレは病室を出てすぐのところにあり，酸素をはずしてトイレまで歩行しているが，呼吸困難のあるときはベッドサイドでポータブルトイレを使用している．

睡眠は，夜間に2回ほど排泄のために覚醒するが，良好であり，本人からも不眠の訴えはない．

清潔に関しては，皮膚の瘙痒感があるが呼吸が苦しいため，清拭を拒否している．清拭を勧めると「人間は垢では死なない」と言い，怒り出す．口腔ケアはベッド上で行っている．衣類は前開きのパジャマを使用し，着脱は自分で行うことができる．しかし，呼吸困難のあるときは介助を必要とする．

■心理的側面

退院にあたって，自宅に帰ることができるのでとても喜んでいるが，退院後の生活について不安を抱いている．HOTに関しては，一生使っていくことになると認識し，酸素がないと生きていくことができないと思っている．

趣味は，仕事として55年間農業に従事してきたことから，農業に愛着を感じて，

季節ごとに野菜の種をまいたり，刈り入れたりと，農業を生きがいとしている．

神経質で几帳面な性格で，入院中は看護師から頑固な性格であるととらえられている．

■退院後に使用できる社会資源

身体障害者福祉法により身体障害者手帳を申請中．介護保険制度（要介護2），住宅改修と福祉用具の貸与については検討中．医療保険からの利用も検討中．

2. 訪問看護指示書

氏名	AT　　　　様　(男)・女	生年月日	(72歳)
住所	○○市○区○○町		
主疾患	＃1 慢性呼吸不全　心不全		

現在の状況・該当項目に○	病状・治療状態	低酸素血症		
	投与中の薬剤の用法・用量	痰の喀出困難時は，吸入を実施　生理的食塩水2mℓ／ビソルボン1mℓ		
	日常生活自立度	寝たきり度	J ・(A-2)・ B ・ C	
		認知症の状態	(正常)・ Ⅰ Ⅱ Ⅲ Ⅳ M	
	要介護認定の状態	要支援　1 ・ 2		
		要介護　1 ・(2)・ 3 ・ 4 ・ 5		
	装着・使用機器など（　番号に○　）			
	1. 自動腹膜灌流　 2. 透析液供給装置　(3).酸素流量（1ℓ／分）			
	4. 吸引器　 5. 中心静脈栄養　 6. 輸液ポンプ			
	7. 経管栄養など（経鼻・胃瘻　　　　　　　　　）			
	8. 膀胱留置カテーテル（サイズ：　　　　　　　）			
	9. 人工呼吸器（　　　式，設定：　　　　　　　）			
	10. 気管カニューレ（サイズ：　　）11. ドレーン（部位：　　）12. 人工肛門			
	13. 人工膀胱　 14. そのほか（　　　　　　　）			

留意事項および指示事項
＃呼吸器合併症：感冒に罹患しないために含嗽・手洗いの励行，睡眠をとる
＃排便コントロール：毎日，排便がある
＃適度な活動：気分転換を図る．外出時は在宅酸素療法カードを携帯する
＃皮膚の清潔：入浴を1〜2日おきに行う

緊急時の連絡方法
医療機関：K病院　医師名：○○○○　TEL：○○○－○○○－○○○○
夜間：携帯TEL：○○○－○○○○－○○○○
不在時の対応法：K病院○病棟

特記事項

上記のとおり，指定訪問看護の実施を指示致します．　　　H○年○月○日

　　　　　　　　　　　　　　　　　　　　　　　　　　医療機関：K病院
　　　　　　　　　　　　　　　　　　　　　　　　　　住所：○○○区○○○町－○○○○
　　　　　　TEL：○○○－○○○－○○○○　FAX：○○○－○○○－○○○○
○○訪問看護ステーション　様　　　　　　　　　　　医師名：○○○○　印

1 ● 呼吸不全でHOTを受けている療養者の場合

3. 退院にむけて

● 退院間近のATさん担当看護師のあなたに質問です

Q1 退院にむけて，どのような援助が必要ですか？　それはなぜですか？

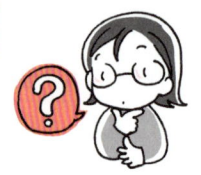

Q2 ATさんの退院計画を考えていくうえで，どのように他職種と連携しながら退院調整を行いますか？　また，継続看護を受け入れる訪問看護ステーションにどのような内容の情報を提供する必要がありますか？

Q3 退院前に，在宅でATさんが自己管理をしながら，よりよい日常生活を送るためにはどのような内容について指導をしていく必要がありますか？

Q4 HOT中はどのような症状や徴候に気をつけて観察をしながら生活をしていくことを指導しますか？

Q5 どのような症状が出現したときに主治医や看護師に連絡をするよう伝えますか？

Q6 退院を控えた日，ATさんより，「退院後，今までどおりには農業はできないのか」と質問がありました．看護師としてどのように返答をしますか？

Q7 体調も整い呼吸困難が軽快したため，ATさんは退院することになりました．退院時，医師と看護師から，自分の酸素療養日誌を毎日記載していくことを説明されました．また外出時には，在宅酸素療養カード（HOTカード）[1]を携帯することも指導されました．これらの各々の目的について考えてみましょう！

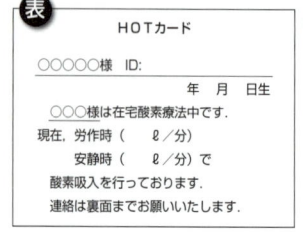

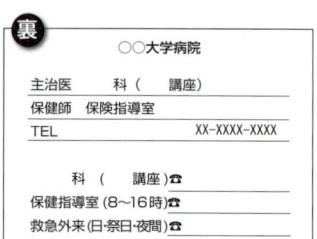

解答例

Q1
　ATさんにとって今回の入院は慢性呼吸不全と心不全の急性増悪であり，呼吸困難のうえチアノーゼも出現したことから苦痛や不安は大きかったと考えられる．ATさんとその家族がHOTに対する基礎的な知識を学び，在宅で安心してその人らしく生活していくことができるように援助をすることが必要となる．具体的には現在生じている苦痛（皮膚の瘙痒感，便秘など）を軽減するための援助のほか，退院後の不安やHOTを続けていかなければならないという思いをくんで，精神面に対する援助も考慮しなければならない

Q2
・療養者が居住している地域の在宅介護支援センターと連絡をとる．療養者がすでに利用していれば，利用している介護支援専門員（ケアマネジャー）に連絡をとり，退院調整を行う
・訪問看護ステーションに対する情報提供の内容は，入院中の問題，残っている問題である
・退院指導の内容（患者教育），医療器具や衛生材料の調達方法，社会資源の申請の有無などとなる．しかし，これらの情報は個人情報であるため，取り扱いには十分な注意が必要となる

Q3
・呼吸法：腹式呼吸・口すぼめ呼吸を指導し，安楽な呼吸ができるようにする
・痰の喀出方法：体位ドレナージ，有効な咳の仕方，タッピング，スクイージング法を指導することで，痰の喀出ができるようにする
・起こりうる症状について情報を提供し，その対処方法を指導する
・感冒の予防，環境の調整，栄養や睡眠をとるなどの方法を指導し，呼吸器感染症に罹患しないように指導する
・排尿量の減少や浮腫の出現の観察の仕方を指導し，浮腫が確認できたときは医療者に報告すること，排便に関しても便秘にならないための方法を指導する
・安全・安楽に入浴する方法：動作をゆっくりにし，動作時には息を止めない，前屈姿勢をとらない，ぬるめの湯に10分くらいの短時間で入る，入浴できないときはシャワー浴や部分浴，部分清拭とすることで，楽しい入浴を確保する
・栄養のとり方：腹八分目とし，消化のよい栄養バランスのよいものを摂取する
・禁煙：家族の理解と協力・禁煙教室などの利用を紹介する
・医師の指示に基づいた適切な運動時間と内容を具体的に指導する
・外出の仕方：酸素ボンベの残量の確認方法を指導し，在宅酸素療法カードを携帯することを伝える
・処方された薬を正しく服用するよう指導する

Q4
・低酸素血症（息苦しさ，強い息切れ，動悸，チアノーゼ，頭痛，不安，傾眠状態）
・高炭酸ガス血症（動悸，不眠，頭痛，意識障害，皮膚紅潮）
・呼吸器感染症（発熱，痰の増加，痰が黄色や緑色に変化し，膿のようになる．息切れ，咳，喘鳴）
・気道粘膜の損傷（鼻粘膜の疼痛や出血，声が出しにくい，咽喉などの不快感）
・皮膚の損傷（顔面の発赤，瘙痒感，湿疹）
・うつ状態（表情が暗い，問いかけに対する反応が鈍い，食欲不振，不眠）
・HOTの拒否（酸素を吸わない，指示量の酸素を吸わないことによる症状の悪化）

Q5
　息苦しさがいつもより強い，咳が止まらない，動悸が強い，痰の量が多く色が黄色や緑になったりして出しにくい，手や足・唇が紫色になる，発熱が続き熱が下がらない，食欲がなく食事量が低下する，手足がむくむなど

Q6
　退院後は，入院中に引き続き酸素を装着した状態での生活となる．外出時は酸素を携帯した状態である．農業については，身体に負担のない程度であれば酸素ボンベなどを携帯して畑に行くことは可能であるが，長時間激しい農作業をすること

は体に負荷をかけるのでできないということを話し，わかってもらう．押しつけではなく，療養者の気持ちをくみながらも現在の身体状況が理解できるように話す．農業について，今までとは少し違った形でかかわってみるということについても話して理解してもらう

Q7

- 酸素療養日誌は，毎日書き込むことで自分の健康状態が把握でき，自分の健康に対しての積極的な意識が強くなる．また医師への診察時や訪問した看護師に見せることで，医療者は療養者の状態を客観的に把握でき，治療や看護に生かすことができる．体温，脈拍，体重，SpO_2（酸素飽和度）（機器があれば測定してもらう），血圧（機器があれば測定してもらう），酸素の吸入量と吸入時間，日常生活に関するもの（食欲の有無，食事量，排泄の回数，浮腫の有無と程度，運動の程度，入浴時間），呼吸の状態（息切れの有無と程度，どのようなときに増強するか），動悸の有無（どのようなときに生じるのか），痰の有無（痰の性状と痰の切れ），咳の有無（咳の性状）を記載するようになっている
- HOTカードは1枚の名刺大の大きさの用紙に，HOTを受けている者であるということが一目でわかるように書かれたものである．外出時に携帯していれば，体調が悪くなった場合に医療者がカードを見ることで，どのような治療を受けているのか，緊急時の対応などについて知り，対応することができる．また，HOT療養者の外出時の不安を軽減することにつながる．氏名とHOTをどのくらいの酸素量で行っているのか，緊急時はどこに連絡してほしいのかなどを記載しておき，すぐにわかるようにしてカバンに入れたり，首から下げておくなどして携帯する

退院後のATさん担当訪問看護師のあなたに質問です

Q1 ATさんは自宅近くの居宅支援事業所の介護支援専門員（ケアマネジャー）に相談し，訪問看護サービスを開始することになりました．帰宅後ATさんを担当するあなたは，ATさんの入院している病院との連絡調整においてどのようなことに気をつけ，どのように入院中からかかわっていくことが望ましいと考えますか？

HOTについて考えましょう！

Q2 HOTの適応となるPaO_2，$PaCO_2$はどのくらいの数値ですか？

Q3 酸素はどのような性質がありますか？
酸素吸入をするうえで気をつけなければならないことは何ですか？

Q4 在宅酸素を使用するうえでの取り扱いとして，ATさんと妻が理解しておかなければならないことは何ですか？

◆HOTを行ううえでの在宅においての注意事項

　在宅では酸素をつけたまま生活を送るため，延長チューブを5m以上にしている療養者がいます．あまりに長いため，ときどきチューブが扉に挟まったり，物の下敷きになり閉塞していることがあります．訪問した場合は環境整備を行い，閉塞の予防を行います．また，そのチューブに足を引っかけ転倒することもあるので，必要以上に長くならないように調節します．

　火の取り扱いについては，十分注意が必要です．HOTを使用したまま独居で日常生活を送る療養者も少なくありません．食事の準備には火を使うことが多いので電気式のコンロにしたり，電子レンジで調理できるものを利用する，湯はポットで沸かすなど工夫が必要です．冬になると暖房器具の使用があります．ストーブなどは危険ですのでエアコンや電子カーペット，こたつなど，火を直接使用しないものをお勧めします．

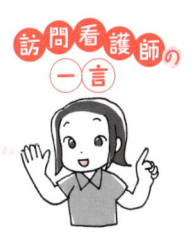

訪問看護師の一言

● ATさんの在宅での生活を支える社会資源について考えましょう！

Q5 ATさんは身体障害者福祉法により，呼吸機能障害の身体障害者1級に認定されました．
1級の認定で得られるサービスにはどのようなものがありますか？

Q6 ATさんの場合，介護保険でどのようなサービスが利用できますか？

Q7 ATさんは歩行時の転倒を予防するために浴室と廊下に手すりを取りつけてもらうことにしました．どのような社会資源を用いますか？
またそれはどのくらいの費用がかかりますか？

Q8 退院後の生活に不安を感じていたATさんですが，患者の会があると聞きました．それはどのような機関で活動を行っていますか？

解答例

Q1
　訪問看護師は病院の担当看護師から看護情報の提供を受けているが，実際の生活を見ているわけではない．不明な点は療養者や家族に確認をしたり，担当看護師やケアマネジャーから情報を得ておくことが大切である．また，入院中の療養者がどのように生活しているのか，どのような思いや不安を抱いているのか，さらに医療処置や医療機器の実際の場面を見ておくことにより，退院後，在宅で行う処置の相違に療養者・家族が戸惑うことが少なくなる

Q2
　PaO_2 55mmHg 以下および PaO_2 60mmHg 以下の者で睡眠時または運動負荷時に著しい低酸素血症をきたす者，臨床的に明らかな肺性心，肺高血圧症であって，医師がHOTを必要と認めた者

Q3
　酸素は支燃性があることから，火気には十分に注意して取り扱うことが必要である．弱い火でも，2m以内に近づけると火傷の恐れがある

Q4
- 酸素供給装置および酸素吸入中の療養者から2m以内は火気厳禁であること
- アルコール，灯油などの可燃物を酸素供給装置のそばに置いてはいけないこと
- 暖房器具は石油ストーブよりもエアコンなどの可燃性のないものを使用すること
- 酸素供給装置を使用している部屋では換気を十分に行うこと
- 喫煙は厳禁であること
- 療養者のみならず，家族や来訪者にも禁煙への協力を図ること
- タバコ以外の火気（線香，ローソク，瞬間湯沸かし器，卓上コンロなど）を取り扱うときにも注意し，療養者は近づいたり使用したりしないように注意すること

Q5
- 医療費の助成
- 各種手当て，年金の支給（障害年金など）
- 税金・公共料金の減免
- 交通機関の割引（バス，鉄道，航空，タクシー，旅客船運賃など）
- 公営住宅への入居斡旋
- 日常生活の援助（ホームヘルパーの派遣，生活福祉資金の貸し出しなど）

Q6
　ATさんは在宅での生活のため，訪問介護，訪問看護，訪問入浴介護，訪問リハビリテーション，通所リハビリテーション，居宅療養管理指導，通所介護，短期入所生活介護，短期入所療養介護，特定施設入居者生活介護，福祉用具貸与，特定福祉用具販売，居宅介護住宅改修費，居宅介護支援などのサービスを利用することができる．「要介護2」ではこのなかから選択となる

Q7
　介護保険制度を用いる．手すりの取りつけは「福祉用具の貸与」と「住宅改修」において行うことができる．福祉用具の貸与による手すりの取りつけは「工事を伴わないもの」となっており，この場合は1割負担である．住宅改修による手すりの取りつけは「工事を伴い取りつけるもの」であり，住宅改修費用は上限20万円の9割が支給される．よって利用者は費用の1割を負担することになる．
　どちらかのサービスを選択することになるが，ATさんの場合，浴室と廊下に手すりを取りつけるということから，住宅改修に伴う工事を行うことが妥当である

Q8
　患者会は，同じような病気をもつ人たちと悩みや不安を打ち明け合いながら，支え合ってくことを目的とした，同じ病をもつ人たちの集まりである．医療機関や酸素供給会社での患者会，ボランティアなどによって主催されている

4. 事前訪問

　退院前に，訪問看護師，在宅酸素供給業者とともに自宅を訪問しておく必要がある．そのときに，酸素供給装置の設置，酸素供給装置の取り扱いの説明，環境整備などに関して情報を得るとともに，家族への説明も行う．また，家の見取り図やコンセント

の位置，電力などの確認もしておくことが必要である．

在　宅

1. 初回訪問

退院日の午後に在宅酸素供給業者とともにＡＴさん宅を訪問．

●バイタルサイン

呼吸25回/分，HOTは，鼻カニューレにより酸素1ℓ/分にて吸入．医療用吸着型酸素濃縮器（図1）を使用し，24時間実施している．脈拍80回/分 整脈．血圧134/68mmHｇでSpO$_2$ 96％．体温36.4℃．

●その他の観察内容

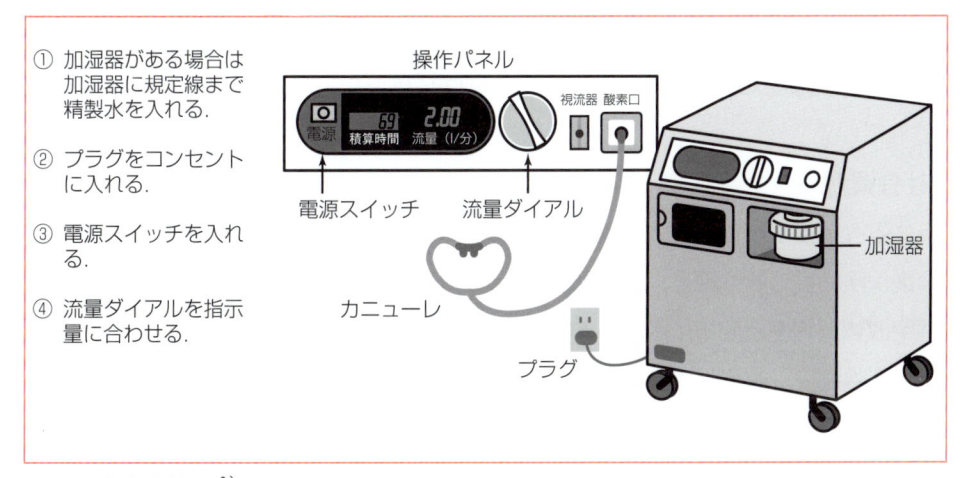

① 加湿器がある場合は加湿器に規定線まで精製水を入れる．
② プラグをコンセントに入れる．
③ 電源スイッチを入れる．
④ 流量ダイアルを指示量に合わせる．

図1　酸素濃縮器[1]

主介護者は妻であり，酸素療法や生活援助についての質問などは特にない．

咳嗽と喀痰がときどきあるが，痰は自分で喀出できている．呼吸音は左肺野に雑音が聞かれた．四肢には冷感があるがチアノーゼはみられなかった．手背と足背に軽度の浮腫を認める．

食事は，妻の作る食事をほぼ全量摂取できている．指示どおりの塩分の制限を守ることができ，義歯はあるが咀嚼にも問題はない．排尿は，在宅酸素吸入をしながらトイレまで歩行して行っている．昨晩も病院で下剤は服用しているが，排便は今のとこ

ろまだない．衣類の着脱は「自分で行うことができる」という．前開きのパジャマを着用しており，呼吸困難のあるときは妻が介助している．皮膚の乾燥と落屑がある．口腔ケアは洗面所で自分で行う予定．

　日常生活は，鼻カニューレに延長チューブを接続していれば，活動範囲の制限はさして感じないという．

● **身体面の訴え**

　全身の瘙痒感があり，辛い．

● **心理・社会的側面**

　「自宅に帰って生活することができて，とても嬉しい」という言葉が聞かれた．HOTは一生必要なのだから自分勝手にはずしたりはしない，酸素流量は医師の指示を守る，呼吸が苦しいときはすぐに医師や訪問看護師などに伝える，という．

　病院からは神経質で几帳面との報告があったが，実際は，温厚との印象であった．

● **環　境**

　住居は，2階建ての一軒家．居室は南向きで採光がよく，ベッドが置いてある居室からは庭が見渡せるようになっている．床にはじゅうたんが敷いてあり，安全に配慮がされている．

● **社会資源**

- 身体障害者福祉法（身体障害者手帳1級）
- 介護保険制度（要介護2）：訪問看護，福祉用具貸与（特殊寝台と特殊寝台付属品），住宅改修（浴室と廊下に手すりの取りつけ）
- 医療保険制度（酸素供給装置）

2. ヘンダーソンの項目に沿ったATさんの情報整理

> ヘンダーソンの項目に沿い，情報収集，アセスメントしましょう！　また，この時点での介入方法も，わかる範囲で記載しましょう！

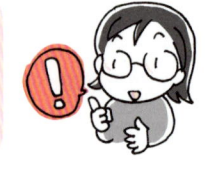

🖊 1.　呼吸について

🖊 2.　循環について

✎ 3. 体温について

[ ]

✎ 4. 食と栄養について

[ ]

✎ 5. 排泄について

[ ]

✎ 6. 身体活動について

[ ]

✎ 7. 休息と睡眠について

[ ]

✎ 8. 衣生活について

[ ]

✎ 9. 清潔について

[ ]

✎ 10. コミュニケーション・意志の伝達について

[ ]

✎ 11. 環境について

[ ]

✎ 12. 性役割・発達について

[ ]

✎ 13. 学習について

[ ]

3. ATさんの在宅療養生活にむけて

ATさんの在宅療養生活への援助について一緒に考えましょう！

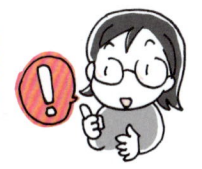

Q1 安全で安楽に入浴をするための方法を，ATさんに具体的に指導したいと思います．どのような内容について指導しますか？

Q2 ATさんの排便を促すためにはどのような援助を行えばよいでしょうか？またATさんにとって便秘がよくない理由を考えましょう！

Q3 酸素吸入した状態でのPaO_2，SpO_2の値の目標値はどのくらいが適当ですか？

Q4 HOTを行っていくうえで上気道感染を防ぐことは大切なことです．日常生活のなかで上気道感染を予防するためには，どのような指導を行いますか？

◆ **感染予防**

　酸素療法をする人には肺の慢性疾患が多く，上気道感染には注意が必要です．うがい・手洗いを習慣づけ，外出時などはマスクの着用を行い，感染を予防します．また空気の入れ換えや部屋の掃除もこまめに行います．在宅酸素の利用者のなかには活動時の呼吸困難から入浴などを嫌がる人もいるので，保清の必要性を指導します．また介護支援などを導入し，入浴介助を行うことで呼吸困難の軽減を図ります．

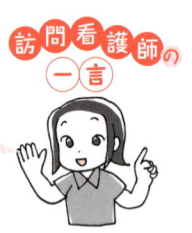

Q5 ATさんの呼吸を安楽に整える方法の1つとして，痰をスムーズに出すにはどのような指導を行いますか？

Q6 ATさんは外出時，酸素ボンベを携帯しています．500ℓ型ボンベで圧力計の目盛りが150kgf/cm^2（満タン）の場合，酸素を1ℓ/分で使用すると，1本のボンベでどのくらいの時間，使用できますか？

Q7 体調が整えば，ATさんは夫婦で飛行機に乗って2泊3日の旅行をしたいと考えています．飛行機で旅行をする際に，主治医（医療機関）と酸素供給会社，そして航空会社に連絡をする必要があります．それらおのおのの機関に対してどのような手続きを踏めばよいですか？

◆ **夜間の不安**

　「息が苦しい」呼吸困難というのは「死」への恐怖が増すものです．在宅酸素を利用している人の多くは「夜間が不安」と話します．暗くなってくると気分が滅入ってしまい，熟睡できず，不安が続けば呼吸状態が悪化し，呼吸困難が起こり，さらに不安になるという悪循環が続きます．そのようなときは医師に相談し，精神安定剤や睡眠薬の使用も考慮します．また不安な内容を傾聴し，不安の除去に努めていきます．

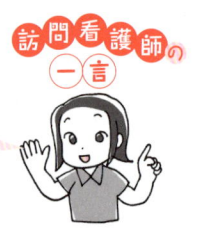

解答例

Q1
・入浴は，必ず医師の吸入指示量を守った酸素吸入をしながら行う
・体調のよくないときは入浴しない
・入浴時は家族に入浴を行うということを伝えてから入る（ひとりで勝手に入浴すると，体調不良時や急変時に助けを求めることができない．家族に療養者が入浴しているということを意識

してもらうことで，急変時に対応しやすい）
- 延長チューブが長いと転倒の原因になり，浴室内で行動しにくいため，短いチューブに取り換える．短い延長チューブがない場合は，長い延長チューブをまとめておくとよい
- ぬるめの湯にゆっくり入る（10分くらいを目安にする）
- 動作時には息を止めたり，体に力を入れない（息苦しさの原因になる）
- 口すぼめ呼吸や腹式呼吸を活用しながら入浴する（息苦しさの軽減につながる）
- 呼吸回数が増加したり息切れが強くなったら，入浴を中止する
- 前屈姿勢はとらない（前屈姿勢は腹部を圧迫し，息苦しさの原因になる）
- 衣服の着脱はゆっくり行うが，無理をして自分で行おうとせず，必要時には援助を求める
- 皮膚の瘙痒感に対しては，1〜2日おきに入浴を勧める．その際，脱脂力の強い石けんよりも保湿効果の高い洗浄剤を用いる．皮膚を強くこすって洗わない

Q2
- 便秘になると排便時にいきみ（努責をかけ），息を止めることから，HOTを行っている場合には息苦しさの原因になる．さらに排便時は，安静時と比較すると酸素消費量も3〜4倍となることから，排便のコントロールを行う必要がある．排便時のいきみをできるだけ少なくするためには，便意を起こし，排便をしやすくするような援助を行うことが大切である
- 食物繊維の多い食品を摂取する（野菜や海藻類，果物，穀類など）
- 適度な運動を行う（散歩や外出）
- 腹部の温罨法を行う
- 腹部のマッサージを行う（腸の走行に沿って）
- 便器は洋式便器を用いる（和式便器はしゃがむことにより，腹部や胸部を圧迫する）

Q3
PaO_2 95％ mmHg以上を目安とし，90％ mmHgを下回らないようにする．95％ mmHg以下はやや酸素が不足していると判断する

Q4
- 痰を効果的に出す
- 外出時はマスクを着用する
- 室内の環境を整える（室内を乾燥させすぎないように整える）
- 睡眠や栄養を十分にとり，身体の免疫力を低下させない
- 外出先から帰宅したら，必ず手洗いとうがいを行う
- 鼻水をかみ，鼻水がたまり鼻づまりにならないように鼻腔を清潔にする
- 寒い季節は冷たい外気を口から吸わない
- 暖かいところから極端に寒いところへ移動しない
- 風邪をひいている人には近づかない
- インフルエンザの予防接種を受ける

Q5
- 1日のなかで痰の多く出る時刻に合わせて痰を出す（起床時・就寝前）
- 痰を出しやすくする薬品の内服や吸入を行う
- 体位ドレナージを用いる
- 咳払いをすることで痰を出す（水を飲んでから腹式呼吸で息を吸い，息を2秒ほど止めた後，腹部に力を入れ咳をする）
- 振動を与える方法（タッピング，スクイージング法，バイブレーターによる方法）を実施する

Q6
- 未使用の酸素ボンベ500ℓ型ボンベが圧力150kgf/cm^{2}ですから，この場合の酸素残量は，500（ℓ）です．

$$500（ℓ）\times \frac{150}{150} = 500（ℓ）$$

酸素流量は1ℓ／分なので，酸素吸入の可能時間は

500（ℓ）÷ 1（ℓ／分）= 500（分）となり，
500（分）÷ 60（分）= 8.33（時間）
8時間20分弱使用できる

Q7
- 主治医に旅行をしてよいかの確認をする．許可があれば必要な薬剤を処方してもらう．また緊急時の連絡先の確認をしておく

1 ● 呼吸不全でHOTを受けている療養者の場合

- 酸素供給会社にも連絡する．酸素供給会社に頼み，旅行中に酸素ボンベがなくならないように手はずを整える．酸素量は余裕をもった量とする．また，事前に宿泊先のホテルなどに使用しているものと同じ酸素濃縮器を設置してもらう
- 宿泊先のホテルなどにも酸素療法を行っていることを事前に伝えておく
- 宿泊先や連絡方法など，すぐに連絡ができるようにメモしておく
- HOTカードを携帯する
- 患者会などで旅行をする場合は，病院の職員やボランティアが同行することがあるので，関係する人たちに健康状態について伝えておく
- 公共交通機関で移動する場合は酸素吸入中であることを伝え，禁煙席にしてもらう
- 航空会社にも事前に連絡をし，酸素吸入中であり酸素ボンベを持ち込むことを伝える

◆ HOTを利用し，在宅で生活しているAさん

　Aさんは97歳の男性です．当訪問看護ステーションでの最高齢者です．もともとは肺炎で入院をしていましたが，肺炎が悪化し呼吸器を装着していました．治療の効果があり呼吸器は離脱，HOTが導入になり退院をしました．ただ1つ問題がありました．97歳という高齢にもかかわらずこの方は独居で生活をしていました．車で5分ほど離れた所に娘さんが住んでいましたが，同居はしたくないというお互いの気持ちがあり，問題はいろいろとありましたが訪問看護がスタートしました．

　Aさんは何とか歩行は可能でしたが，食事の支度や家事全般はヘルパーを導入し，週に2回デイサービスを利用し，入浴はそこで行うことになりました．訪問看護は週2回，HOTの管理，状態観察，内服薬の管理など医療的なかかわりをもちました．HOTの管理はある程度本人にも理解をしてもらわなくてはならず，訪問時は繰り返し，フィルターの掃除や携帯ボンベへの接続の方法，酸素流量は自己判断で上げないことなどの指導を行いました．理解力はよい方ですがやや耳が遠いため，指導をしてきたスタッフはよく声をからして帰ってきました．また昼夜逆転気味になってしまったときには，夜中の2時に訪問看護の待機携帯に電話がかかり「今日は1時に訪問さんが来る予定なのにまだ来ないよ」と言われ，夜中だと説明するのにかなりの時間を費やしました．

　HOTを導入して退院する人は少なくありませんが，このAさんのように独居の高齢者はあまり例がありませんでした．私たち訪問看護師が訪問しない日はヘルパーやデイサービスのスタッフに状況を確認したり，独居高齢者が利用できる安否確認サービスや緊急時のブザーの設置などさまざまな職種と連携して在宅での生活ができています．もちろん本人の住み慣れたわが家で生活をしたいという強い思いがあってのことです．

　HOTはうまく管理すれば問題なく生活が送れ，疾患をもつ人には強い見方になります．しかしCO_2ナルコーシスや低酸素症などの危険性も考えられます．また，在宅では災害や機器のトラブルに対応する力も必要になります．さまざまな問題もありますが，独居でも本人のニーズを最大限かなえられるよう，他職種と協力していく必要があると考えています．

　Aさんは現在も大好きな愛犬とともに在宅生活を続けています．

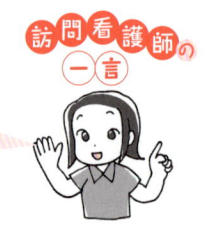

まとめ

　本事例を通してHOTを受ける療養者の入院時から退院に向けて，退院から在宅療養生活への移行期，そして在宅療養生活における看護の視点とその援助方法を学びました．HOTを受ける療養者は日常生活上の制約はありますが，それらの制約を守ることで今までと近い生活を送ることが可能です．看護師は，HOTを受ける療養者に起こりうる問題や症状を理解し，社会資源を活用しながら快適な生活を送ることができるように精神面のサポートや苦痛の緩和の援助，日常生活上の指導，社会資源の活用など多方面に援助していくことが必要です．

引用文献
1) 鹿渡登史子・宮崎歌代子編：在宅療養指導とナーシングケア1 在宅酸素療法／在宅肺高血圧症患者．医歯薬出版, p.18, 30, 2001.

参考文献
▶宮崎歌代子・鹿渡登史子編：在宅療養指導とナーシングケア1 在宅酸素療法／在宅肺高血圧症患者．医歯薬出版, 2001.
▶櫻井尚子・渡部月子・壺　有佳編：ナーシンググラフィカ21 地域療養を支えるケア．メディカ出版, 2007.
▶木戸　豊・馬場恭子監修：医療依存度の高い利用者へのケア．日本看護協会出版会, 2004.
▶木下由美子編：エッセンシャル 在宅看護学．医歯薬出版, 2007.
▶奥宮暁子・後閉容子・坂田三允編：医療処置を必要とする人の在宅ケア．中央法規出版, 2001.

2 ALSで在宅呼吸器療法を受けている療養者の場合

[この事例から学ぶこと]

　筋萎縮性側索硬化症(amyotrophic lateral sclerosis：ALS)は原因不明で，神経細胞のうち運動ニューロン系の障害をきたす変性疾患です．30〜50歳の男性に多く，筋萎縮，筋力低下，線維束性攣縮はもとより，嚥下障害，呼吸筋麻痺など生命維持に直結する問題も生じます．また，体幹筋力低下や筋萎縮によるADLの低下など，家族の介護負担も増大することが予測されます．加えて，最後まで比較的，知的機能の変化がなく維持されることから，疾病の進行に従い心理的問題も生じやすい疾患です．

　この事例から，呼吸管理，精神的援助，家族の介護負担の軽減，社会資源の活用について学びましょう！

退院前

1. 事例紹介

療養者：SHさん，50歳，男性
診断名：筋萎縮性側索硬化症
家族構成：妻，娘（長女）との3人暮らし
現病歴：

　8年前の1月頃より手指のしびれが出現，同年4月頃より歩行障害，秋頃より構音障害が出現し，同年12月，全身運動麻痺が出現しALSと診断される．

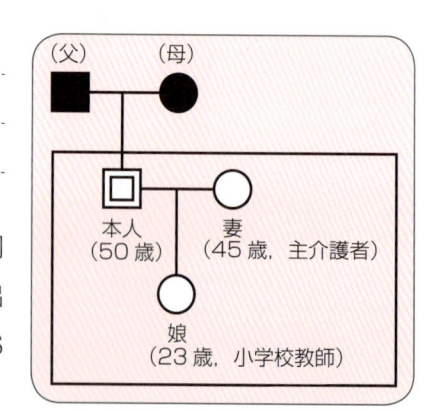

　1年前の1月頃より球麻痺（嚥下障害，呼吸障害）が出現し，同年7月に胃瘻造設．その後在宅で生活していたが，本年4月よりK病院に入院し，4月10日気管切開し，

人工呼吸器装着となった．

　人工呼吸器装着と同時に，主治医より訪問看護指示書が出され，退院後，訪問看護を開始することになった．

■ 気管切開後状況

　バイタルサインは，血圧132/62mmHg，自発呼吸なし，脈拍82回/分 整脈．体温36.6℃．全身に浮腫があり，四肢冷感を認める．

　自らの意思で，体を動かすことは全くできないが，褥瘡なし．尿意・便意あり．正常便排泄．終日，ベッド上臥床での生活となっている．現在は，看護師による清拭と週1回の特殊入浴．皮膚の汚れ，発赤，発疹などの異常なし．着衣は前開きの寝衣を利用し，着脱は全介助．排泄に関しては，本人の「他人の世話にはなりたくない」という言動から，妻によって，尿便器を使用しての全介助となっている．

　栄養は，胃瘻から1日1,200kcalの経腸栄養剤を投与している．

　呼吸器は，コントロールモードで呼吸回数18回/分，1回換気量500mℓに設定．肺雑音が左肺に時に聞かれるが，喀痰吸引にて軽減する．吸引回数は頻回．

■ 本人の受け入れ状況とコミュニケーション状況

　呼吸器の装着については，家族間で話し合い，最後の決断は「娘の花嫁姿を見たい…」との希望から，本人が呼吸器装着を決意した．性格的にはおおらかで，几帳面．「趣味は園芸であった」と妻は言う．本人は小学校の教師をしていたことを誇りに思っている．

　家族，看護師との意思の疎通は，まばたき，口角の動き，文字盤により何とか図られている．表情はかすかだが，悲しい表情やうれしい表情を示すことができる．

■ 家族の受け入れ

　人工呼吸器の管理について，主たる介護者（妻）にひと通りの指導を終了．

■ 退院後に利用できる社会資源

- 医療保険制度：訪問看護（火・水・金の3回/週）予定
- 身体障害者福祉法（身体障害者手帳1級）
- 介護保険制度（要介護5）：福祉用具貸与

2 ● ALSで在宅呼吸器療法を受けている療養者の場合

在宅看護の実際　Ⅲ

2. 訪問看護指示書

氏名	SH 様 ㊚・女		生年月日	(50歳)
住所	○○市○区○○町			
主疾患	＃1 筋萎縮性側索硬化症（ALS）			

現在の状況・該当項目に○	病状・治療状態			
	投与中の薬剤の用法・用量	ツインラインによる栄養保持．1,200kcal/日		
	日常生活自立度	寝たきり度	J ・ A ・ B ・ ㊁-2	
		認知症の状態	㊣ ・ Ⅰ Ⅱ Ⅲ Ⅳ M	
	要介護認定の状態	要支援 1 ・ 2		
		要介護 1 ・ 2 ・ 3 ・ 4 ・ ⑤		
	装着・使用機器など（ 番号に○ ） 1. 自動腹膜灌流　2. 透析液供給装置　3. 酸素流量（　／分） 4. 吸引器　5. 中心静脈栄養　　6. 輸液ポンプ ⑦. 経管栄養など（**経鼻・胃瘻　18Fr,4cm挿入,1回/6カ月交換予定**） 8. 膀胱留置カテーテル（サイズ：　　　）⑨ 人工呼吸器（　　　式，設定： **コントロールモード，呼吸回数18回，1回換気量500mℓ**） 10. 気管カニューレ（サイズ：　　）11. ドレーン（部位：　　）12. 人工肛門　13. 人工膀胱　14. その他（　　　　）			

留意事項および指示事項
＃呼吸器合併症：肺炎の恐れ・生命危機 ＃心理的負担　＃介護負担 しばらくは，3回/週訪問予定．吸引，胃瘻からの栄養補給は家族に指導済み．

緊急時の連絡方法
医療機関：K病院　医師名：○○○○　　TEL：○○○-○○○-○○○○ 　　　　　夜間：携帯TEL：○○○-○○○○-○○○○ 不在時の対応法：K病院○病棟

特記事項

上記のとおり，指定訪問看護の実施を指示致します．　　H○○年○月○日
　　　　　　　　　　　　　　　　　　　　　　　　　医療機関：K病院
　　　　　　　　　　　　　　　　　　　　　　　　　住所：○○○区○○○町-○○○○
　　　　　　　　　　TEL：○○○-○○○-○○○○　FAX：○○○-○○○-○○○
○○訪問看護ステーション　様　　　　　　　　　　　　医師名：○○○○　印

3. 退院にむけて

> 退院間近のSHさん担当看護師のあなたに質問です

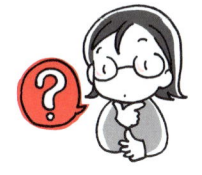

Q1 退院にむけて，どのような援助が必要ですか？
それはなぜですか？ 具体的に書いてください．

Q2 SHさんがよりよい在宅生活を送るためにはどのようなコーディネートが必要ですか？

Q2-1 入院中にSHさん・家族へ指導しておかなければならないことは何でしょうか．考えてみましょう！

Q2-2 他職種との連携について考えてみてください．
どの職種と連携すると退院後の生活をスムーズに送ることができますか？

Q3 難病療養者の活用できる社会資源について考えてみましょう！

Q3-1 1972（昭和47）年 難病対策要綱のなかにある難病の定義，2014（平成26）年，「難病の患者に対する医療等に関する法律」（難病法）における難病の定義について調べましょう！

Q3-2 難病対策の概要を5つ述べてください．

Q3-3 SHさんが在宅での生活を始めるにあたり，利用できる保険や制度にはどのようなものがあるのでしょう．考えてみてください．

Q3-4 ALSと診断された療養者が医療費の助成を受ける制度の名称と申請窓口はどこですか？

解答例

Q1

「退院に対する不安を取り除き，在宅でも呼吸器合併症の発症を防ぎながら，療養者・家族が心身ともに安楽な在宅療養を継続していただくために，今行わなければならないこと」を考える場合，在宅での生活をイメージする必要がある．SHさんの場合，寝たきりの状態での在宅生活はすでに経験があり，「今回は新たに人工呼吸器の使用が始まる」ということになる．しかし，発病以来すでに8年以上が経過し，胃瘻からの栄養摂取であり，体動も全くできない．また，主な介護者は妻であり，介護力も十分とはいえない．

以上の状況を把握して，今できることを考えるためには以下の情報を得たうえで，適切な援助が必要になる

【退院時援助のために必要な情報と援助】
① 人工呼吸器使用法の理解の程度と，補足の必要性の把握
② SHさんに起こりうる体調の変化と，それを防ぐための方法と家族の理解
③ 介護力と必要となる介護量の把握，および利用できる社会的資源
④ 今まで在宅で行ってきている胃瘻からの栄養管理，排泄の介助，清潔保持の方法などに関し情報収集し，必要な場合は補足指導を行う
⑤ 療養者・家族の不安の有無と具体的内容

Q2-1

新たに導入された人工呼吸器についての指導のほか，栄養管理について，清潔についてなど，今までの介護方法で改善点があるものに関しては指導の必要がある．指導にあたっては，「いつ，どのような方法で，誰に」を検討する必要がある

● 呼吸管理指導
　① 呼吸状態の観察
　② 呼吸器のアラームの意味と対処方法
　③ 喀痰吸引の方法
● 栄養管理指導
　① 胃瘻の観察
　② 注入方法，速度
　③ 便の性状と注入法との関係
● 排泄の介助法
● 清潔の保持のための方法
● 体位変換のための介助法

Q2-2

あなたは今まで病棟でSHさんと接し，家族とも接したことで，多くの情報をもっている．その情報を退院後にSHさんを支える他職種に適切に伝えなければならない

① 近医(主治医)へ退院する日程と状態の情報を提供する
② ケアマネジャーに，家族の意向を確認して，訪問看護以外のケアプランの作成を依頼する
③ 保健所，社会福祉事務所に連絡，地域に難病療養者がいることを伝える
④ 電力会社に連絡し，地域に人工呼吸器装着療養者がいることを伝える．適宜50アンペアまで電力を上げる
⑤ 呼吸機器会社に連絡，人工呼吸器の準備をする．
⑥ 最寄りの消防署へ連絡する
⑦ SHさんの担当となる訪問看護ステーションへの連絡
　・現在の身体状況の情報提供
　・呼吸管理の方法と家族の理解度および注意点
　・栄養管理の方法と家族の理解度および注意点
　・療養者・家族の不安の程度とその内容
　・異常の早期発見のための観察ポイントと，対処法

Q3-1

難病対策要綱で定められた難病の定義は，「①原因不明で治療法が未確立であり，かつ後遺症を残す恐れの少なくない疾患，②経過が慢性にわたり，単に経済的な問題のみならず，介護などに著しく人手を要するため家庭の負担が重く，精神的にも負担が大きい疾患」である

難病法で定められた定義は，「①発病の機構が明らかでなく，かつ治療方法が確立していない希少な疾病であって，②疾患にかかることにより長期にわたり療養を必要とすることとなるもの」である．

Q3-2

① 調査研究の推進（難治性疾患克服研究事業．対象は臨床調査研究分野の130疾患）
② 医療施設等の整備（重症難病患者拠点・協力

病院整備）
③ 地域における保険・医療福祉の充実・連携（難病特別対策推進事業など）
④ QOLの向上を目指した福祉施策の推進（難病患者等居宅生活支援事業）
⑤ 医療費の自己負担の軽減（特定疾患治療研究事業）

Q3-3
①介護保険　②医療保険　③身体障害者手帳

Q3-4
難病法で「指定難病」を定め，医療費の助成を実施している．この制度を利用するためには，「特定医療費（指定難病）受給者証」を都道府県に交付申請する

4. 事前訪問

退院前に，訪問看護師，呼吸機器の業者とともに自宅を訪問しておく必要がある．そのときに機器の設定，メンテナンス，環境整備などを済ませておく．また，利用者宅の見取り図，コンセントの位置，電力の確認なども情報として得ておくとよい．

◆ 保険について：
介護保険，医療保険どっちを使って訪問看護するの？

私が担当しているALSの療養者さんは，医療保険で訪問看護を行っています．それは，厚生労働大臣が定める疾患（次頁参照）にALSが定められているからです．医療保険を使用した訪問看護を行うことで，介護保険を訪問看護以外のサービス（訪問介護，訪問リハビリテーションなど）に活用できるからです．むろんSHさんは50歳で2号被保険者であり，介護保険が定める特定疾患であるため，介護保険サービスも使えます．また，障害者総合支援法のサービスも使えます．

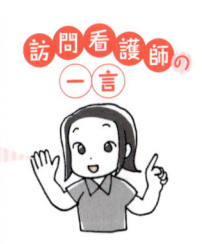

訪問看護師の一言

|コ|ラ|ム|
● 医療保険を使用する訪問看護のケース

　厚生労働大臣が定める疾病：この疾患の療養者は，医療保険で4回/週以上*の訪問看護を受けることができます．

　　* 末期の悪性腫瘍等，厚生労働大臣が定める疾病及び急性増悪期（2週間に限る）の場合，週4日以上認められている．

　また，人工呼吸器を使用している療養者を対象に「在宅人工呼吸器使用特定患者訪問看護治療研究事業」が1998年から260回/年を限度とし訪問看護が受けられます（実施主体は都道府県）．

---

①末期の悪性腫瘍　②多発性硬化症　③重症筋無力症　④スモン　⑤筋萎縮性側索硬化症　⑥脊髄小脳変性症　⑦ハンチントン病　⑧進行性筋ジストロフィー　⑨パーキンソン病関連疾患　⑩多系統萎縮症　⑪プリオン病　⑫亜急性硬化性全脳炎　⑬ライソゾーム病　⑭副腎白質ジストロフィー　⑮脊髄性筋萎縮症　⑯球脊髄性萎縮症　⑰慢性炎症性脱髄性多発神経炎　⑱後天性免疫不全症候群　⑲頸髄損傷　⑳人工呼吸器を使用している状態

　　* 赤字は特定疾患治療研究事業対象疾患のため，医療費は公費負担．

● 2号被保険者であっても，介護保険が使用できるケース

　介護保険で定められている特定疾病：第2号被保険者は，初老期の認知症，その他特定疾病として指定された①〜⑯の疾患によって介護が必要となった時に介護保険のサービスを受けることができます．

---

①がん（医師が一般に認められている医学的知見に基づき回復の見込みがない状態に至ったと判断した場合に限る）　②関節リウマチ　③筋萎縮性側索硬化症　④後縦靱帯骨化症　⑤骨折を伴う骨粗鬆症　⑥初老期認知症　⑦進行性核上性麻痺，大脳皮質基底核変性症およびパーキンソン病　⑧脊髄小脳変性症　⑨脊柱管狭窄症　⑩早老症　⑪多系統萎縮症（シャイ・ドレーガー症候群）　⑫糖尿病性神経障害，糖尿病性腎症および糖尿病性網膜症　⑬脳血管疾患　⑭閉塞性動脈硬化症　⑮慢性閉塞性肺疾患　⑯両側の膝関節または股関節に著しい変形を伴う変形性関節炎

在 宅

1. 初回訪問

　本日11時，病棟看護師とともに自宅に戻る．午後，初回訪問を実施．
　訪問時，ベッドはフラットで，仰臥位になっている．

●バイタルサイン
　血圧128/60mmHg，脈拍82回/分 整脈，体温36.8℃，自発呼吸なし．設定呼吸回数18回/分，背部にて肺雑音聴取，SpO$_2$（経皮的動脈血酸素飽和度）92%．

●その他の観察内容
　両足背に軽度の浮腫あり，下肢冷感あり．褥瘡なし．
　福祉用具の貸与で電動ベッドを使用．
　2階建ての一軒家．居室は1階の暖かい場所．テレビが置いてあり，いつでも患者が見ることができるようになっている．室温，湿度，採光など，整っている．また，庭の草木も見える場所にベッドが置かれている．

●ケア内容
　タッピング，スクイージングと体位ドレナージにより，気管切開部より白色痰を多量に吸引する．

●本人・家族の様子
　妻は，「病院では，そんなに困らなかったけど，吸引時苦しそうにする主人が気の毒に思う」，また，「何かあったらどうしよう…と．あれこれ，心配になるの…」と話す．SHさんはそんな妻を見，悲しそうな顔をする．意思の疎通も，口角の動きが不十分なときは十分に図れないときもあるとのこと．

●その他の情報
　昼の経管栄養は，胃瘻からの注入を妻が済ませていた．
　排尿は，尿器で日に5～6回取るとのこと．
　清潔については，入院時は清拭を毎日看護師と妻で行っていたが，これからどうすればよいかわからないと，妻が不安そうな様子で言う．

●活用している社会資源
- 医療保険制度：訪問看護
- 身体障害者福祉法（身体障害者手帳1級）

- 介護保険制度（要介護5）：福祉用具貸与

●これからの介入に向けて

　呼吸の援助，吸引，体位交換，不安の援助など，さまざまな看護介入が必要だと思われる．

2. ヘンダーソンの14項目に沿ったSHさんの情報整理

> ヘンダーソンの項目に沿い，情報収集，アセスメントしましょう！　また，この時点での介入方法も，わかる範囲で記載しましょう！

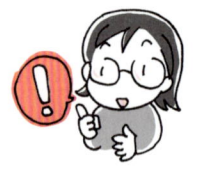

1. 呼吸について

2. 循環について

3. 体温について

4. 食・栄養について

5. 排泄について

6. 身体活動について

7. 休息と睡眠について

8. 衣生活について

9. 清潔について

10. コミュニケーション・意思の伝達について

11. 環境について

12. 性役割・発達について

13. 学習について

前面（背面も同様）　　　　　　　後面

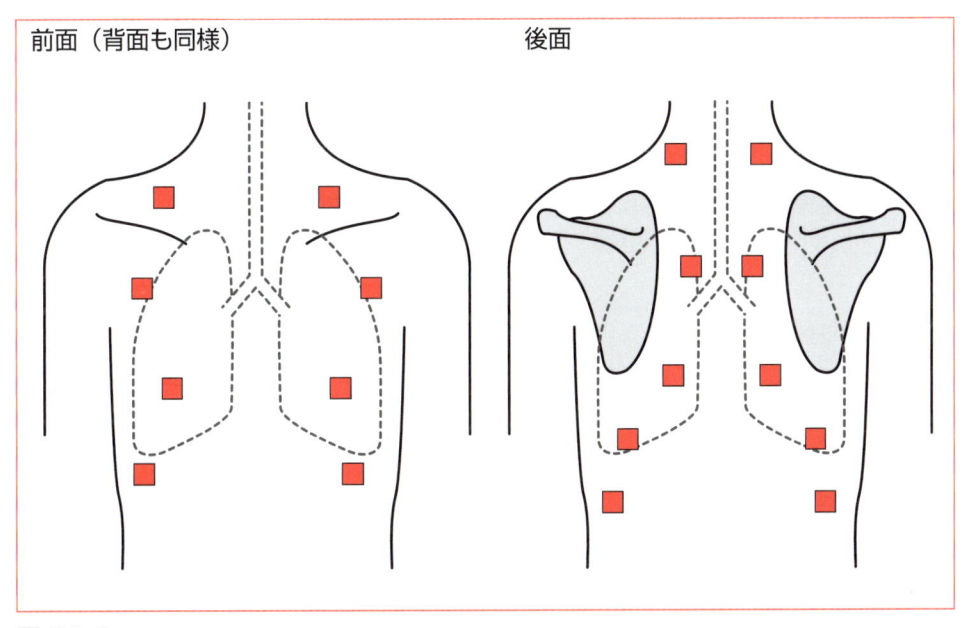

図 Q1-2

3. ＳＨさんの在宅生活にむけて

ＳＨさんの呼吸援助について考えてみましょう！

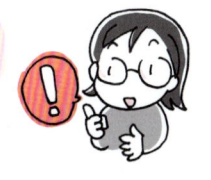

Q1 呼吸についてどのようなことに留意し，観察，援助すべきですか？

Q1-1 仰臥位で臥床しているＳＨさん．最も肺雑音が聴取される可能性の高いところはどの部位ですか？　また体位を変えるとどうなりますか？

Q1-2 呼吸音聴取時の聴診器を当てる箇所を上の図に■で示しました．聴取順に番号を入れてみましょう！

Q1-3 呼吸器装着中の療養者の呼吸の視診はどのようにするとよいですか？

Q1-4 呼吸器の気道内圧のアラームの意味を考えてみましょう！（ハイアラームの意味，ローアラームの意味）

◆ 呼吸管理について
　在宅介護で一番苦労することの一つに，呼吸器の管理があげられます．家族は常に，呼吸器のアラームが聞こえる範囲にいなくてはなりません．
　ハイアラームが鳴ったらすぐに吸引が必要です．昼夜問わず，喀痰吸引が必要であるため，家族は，「万年寝不足よ」と言っています．よって，訪問看護師は，介護負担の軽減にも着目する必要があります．

◆ 医師は何をするの？
　主治医は定期的に往診し，カニューレの交換をします．また，訪問看護師に指示をしたり，薬剤の処方をしたりします．

◆ 家族以外の者による痰の吸引について
　2003年の厚生労働省通知「ALS患者の在宅療養支援について」では，「吸引は医療行為である」としながらも，介護職員による吸引がやむをえない措置として一定の条件のもとで容認されました．
　その後，2005年の厚生労働省通知「在宅におけるALS以外の療養者・障害者に対する痰の吸引の取り扱いについて」で，ALS以外の患者に対しても，非医療職による痰吸引が条件つきで容認されました．

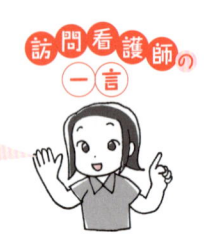

Q1-5 喀痰吸引の注意点をいくつか考えてみましょう！

Q1-6 肺炎防止のためにはどのような体位が望ましいでしょう．タッピングの方法について考えましょう！

Q1-7 呼吸器の点検，観察のポイントは？

Q1-8 もしものときの用意として，どのような用意をしますか？　呼吸器を装着した利用者のベッドサイドに足りないものがいくつかあります．考えてみましょう．

＜ベッドサイドのテーブルの上にあるもの＞

医師に指示された呼吸器と回路（1組），在宅用吸引機器（1台），カテーテル（数本），イソジン消毒液（1本），切り込みガーゼ（6枚），綿棒（6本），蒸留水（3本）
＊上記以外の物品は，SHさん宅のどの部屋にもないものとします．

Q2 精神活動についてもう一度詳しく考えてみましょう！

Q2-1 妻は，「病院では，そんなに困らなかったけど，吸引時苦しそうにする主人が気の毒に思う」，また，「何かあったらどうしようと…あれこれ，心配になるの…」と話す．SHさんはそんな妻を見て，悲しそうな顔をする．
この状況から，不安の援助が必要と考えたあなたは，どのような援助があると考えますか？

- ●SHさん・妻に対し，どのように説明しますか？
    具体的にどうすれば，妻から「少し気持ちが落ち着いた」などと言ってもらえるのでしょうか？
- ●妻の不安軽減を，どのように図りますか？
    ①SHさんに現在の呼吸状態をどのように説明しますか？
    ②妻の不安軽減について，どのように具体的に声をかけますか？

◆ 社会資源の活用

もちろん，看護師の共感的態度や声かけは大切ですが，具体的な社会資源の活用方法についても提案する必要があります．訪問看護以外にも，訪問介護，移動入浴などの公的サービスや，薬剤師の訪問，マッサージなどのサービス活用やレスパイトケアを受けることで，介護負担の軽減を図ることができます．

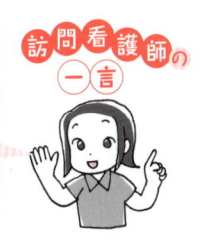

Q2-2 意思の伝達，コミュニケーションについて詳しく考えてみましょう！
現在，口角の動きを読み取り，コミュニケーションを図っていますが，SHさんとのコミュニケーションについて，何か工夫する点はありませんか？

◆ コミュニケーション

瞼をかろうじて動かすことができる療養者とのコミュニケーションは，文字盤を使用します．内容は日常生活上のニーズを伝えることが大半ですが，時には家族へ思いを伝える手段として使用しています．家族は，それが何よりうれしいと話してくれました．
＊身体障害者手帳交付がなされれば，意思伝達装置などが支給されます．

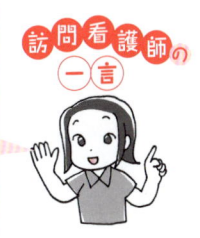

```
前面                          後面
```

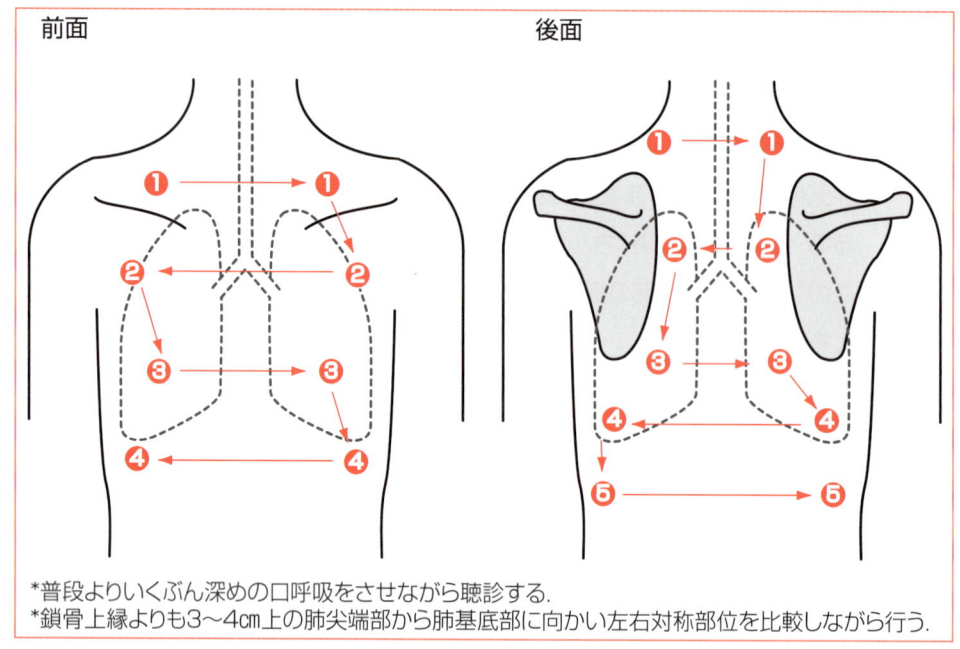

*普段よりいくぶん深めの口呼吸をさせながら聴診する．
*鎖骨上縁よりも3〜4cm上の肺尖端部から肺基底部に向かい左右対称部位を比較しながら行う．

図 Q1-2　呼吸音聴診の部位と順序[1]

解答例

Q1-1
　喀痰は水分のため，重力の関係で下にたまるのが基本である．SHさんの場合，仰臥位で臥床しているため，後面，背部に喀痰が貯留し，背部で肺雑音が聴かれている．体位変換を実施し，右側臥位の体位をとった場合は，右肺に貯留することになる．また，体位ドレナージも喀痰のこの性質を使って行われる

Q1-2
[図Q1-2参照]
①左右交互に対称に聴診器を当てる
②聴診器のチェストピースは膜型を用いる
③最低でも，1カ所で1呼吸以上は聴取する

Q1-3
・呼吸器の空気の入れ込みと胸郭の動きが合っていることを確認する
・左右の胸隔の動きに違いがないことを確認する

Q1-4
●ハイアラーム時は何が考えられるか？

⇒気道内圧の上昇が考えられる
・気道分泌液による気道内の狭窄
・呼吸器と利用者の自発呼吸が合わない
●ローアラーム時は何が考えられるか？
⇒気道内圧の低下が考えられる
・気管カニューレの亀裂，カフエアの減少
・酸素回路の亀裂

Q1-5
・カテーテル挿入時は，陰圧をかけないよう閉塞して挿入
・1回の吸引時間は10〜15秒以内とする
・気切部からの吸引圧は120mmHgを超えない範囲で行う
・吸引前後で，胸部の呼吸音を聴取する

Q1-6
・肺雑音が聴取できた箇所を上部にし，体位ドレナージを実施
・背部に肺雑音が聴取できるケースでは，半座位，ファーラー位をとる
・可能であれば，水分摂取量を増やす

263-00902

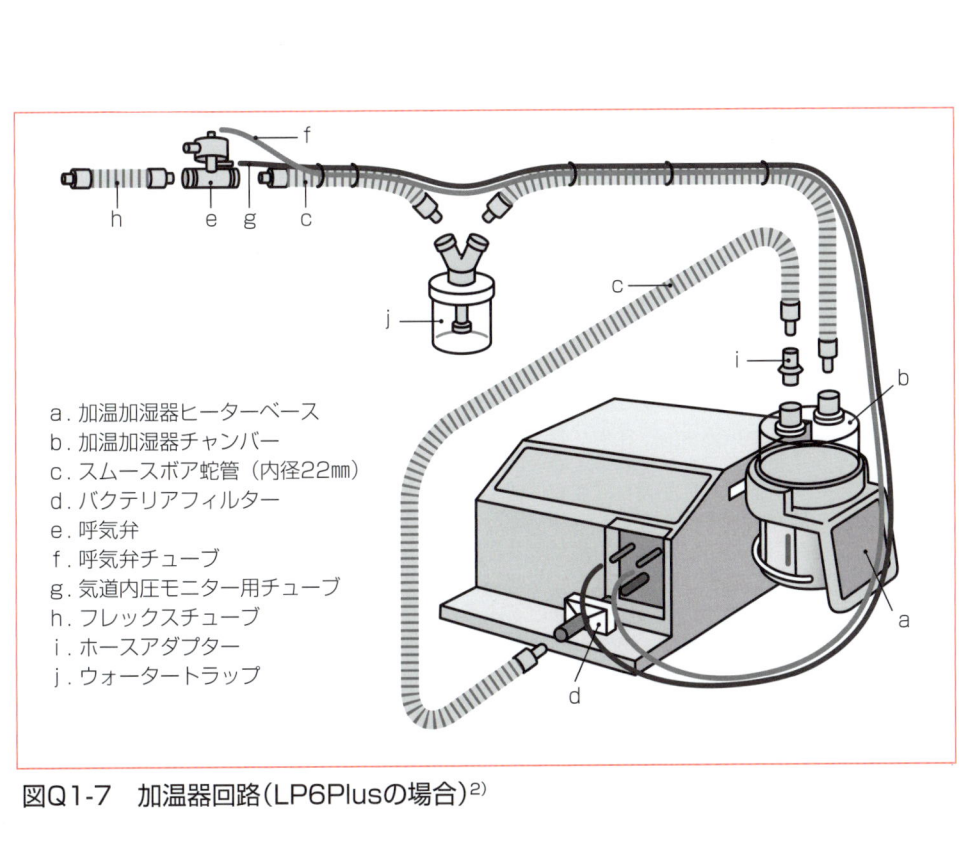

a. 加温加湿器ヒーターベース
b. 加温加湿器チャンバー
c. スムースボア蛇管（内径22mm）
d. バクテリアフィルター
e. 呼気弁
f. 呼気弁チューブ
g. 気道内圧モニター用チューブ
h. フレックスチューブ
i. ホースアダプター
j. ウォータートラップ

図Q1-7　加温器回路（LP6Plusの場合）[2]

・背部のタッピングは下から上に向かい実施

Q1-7
［図Q1-7参照］
・各種機器のアラームは"on"になっているか
・回路の破損はないか
・各種接続部のゆるみやはずれはないか
・蛇管内に水の貯留はないか
・ウォータートラップの位置は気管切開口より下方にあるか
・加湿・加温器は安定した場所に置いてあるか
・加温器の温度は適切か

Q1-8
①吸引機は2台が望ましい（1台は携帯用）
②十分充電してある呼吸器の外部バッテリー
③アンビューバッグ
④呼吸器の回路一式
⑤緊急時の連絡先
⑥呼吸器の予備

Q2-1
●SHさん・妻への説明内容
　体位変換，体位ドレナージが不十分なことにより，喀痰がたまっている状態のため苦しいということを説明する
●妻の不安軽減のために
・上記と同じように，現状とその原因を説明する
・体位変換・呼吸音の聴取などを妻とともに行う
・24時間相談が受けられる窓口を伝える
・社会資源を紹介する（レスパイトケア，訪問介護，訪問リハビリテーション）
・ベッドサイドなど目につく場所に医療機関，訪問看護ステーション，人工呼吸器管理会社などの「緊急連絡一覧」を備えておく

Q2-2
透明の文字盤や意志伝達装置などを活用することを提案する．また，よく使用する言葉やケアなどの一覧表を作り，まばたきや指さしなどで合図を図ることも提案してみる

◆ ALS療養者への訪問看護

　呼吸器を装着し，在宅で介護する場合は，最低でも3人は介護者が必要であると考えます．しかし，現実的にはそれだけの人数を確保することは困難です．

　私が担当しているBさんも10年近く在宅で療養されていますが，主となる介護者は1人です．在宅介護を始めた頃は妻がBさんの介護を行っていましたが，6年前胃癌を発症し亡くなってしまいました．その後は3人いる子どもさんの1人が会社を辞め，介護に専念することになりました．在宅介護で一番苦労することは，常にBさんの呼吸器のアラームが聞こえる範囲にいなくてはいけないということです．アラームが鳴ればすぐに吸引をしなくてはいけません．夜間も数回起きて吸引を行います．「万年寝不足よ」これは母親から介護を引き継いだ娘さんの言葉です．娘さんは夫と高校生になる息子さんがいます．現在は御主人も吸引，経腸栄養を行えるため，休日は時々介護を交代して休息をとるようにしています．

　また，この方は訪問看護・ホームヘルパー・移動入浴・マッサージなどのサービスを利用しています．主治医は月に1回往診を行い，カニューレの交換を行います．ALSの場合，訪問看護は医療保険でサービスを提供しますが，介護保険導入後はヘルパーや入浴サービスを利用できるようになり介護負担の軽減になっているようです．また薬を薬局に取りに行くのも困難なため，配達サービスも利用しています．

　私たち訪問看護師の役割のひとつは，介護者に自由な時間を提供することです．週3回2時間ずつ訪問し，その間娘さんには自由に外出してもらっています．吸引ができる医従事者が訪問することで，娘さんは安心して外出できるのです．普段は庭で草取りを行うだけでも小型の通信機を持ち歩き，常にアラームの音が聞こえるように工夫しています．ですからたった2時間ですが，そんな緊張感から開放される貴重な時間なのです．

　Bさんは瞼をかろうじて動かすことができるため，文字盤を使用してコミュニケーションをとっています．内容は欲求を伝えることがほとんどですが，時には父親として娘さんに話しかけることもあるようで，それが何よりうれしいと娘さんは話しています．

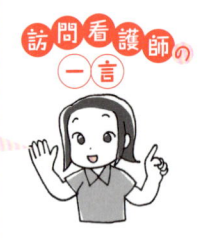

まとめ

　ここでは，ALSの療養者の看護について学びました．随意運動筋の萎縮が徐々に進行するものの，感覚神経が健常であるこの疾患では，精神的な苦痛が多大であると考えられます．看護師は，家族，他職種と連携を図り，その人らしい在宅療養生活を送ることができるよう支援する必要があります．

引用文献

1) 岡崎寿美子・野々村典子編：基礎看護技術．医歯薬出版，p22，1999．
2) 大谷玲子／宮崎歌代子・鹿渡登史子編：在宅療養指導とナーシングケア4 在宅人工呼吸（気管切開口／鼻マスク）／在宅持続陽圧呼吸療法．医歯薬出版，p11，2004．

参考文献

▶平林勝政：家族以外の非医療職による「痰の吸引」の容認について．訪問看護と介護．10（9）：712－717，2005．
▶櫻井尚子：在宅看護論－地域療養を支えるケア．ナーシンググラフィカ21，メディカ出版，2007．
▶杉本正子：在宅看護論－実践をことばに 第4版．ヌーヴェルヒロカワ，2006．
▶山内豊明：フィジカルアセスメントガイドブック－目と手と耳でここまでわかる．医学書院，2005．
▶豊岡秀訓編：人工呼吸器の使い方．エキスパートナース MOOK1，照林社，1990．
▶木下由美子編：在宅看護論　第5版．医歯薬出版，2006．
▶木下由美子編：エッセンシャル 在宅看護学．医歯薬出版，2007．

3 終末期で在宅輸液療法を受けている療養者の場合

[この事例から学ぶこと]

　告知されている末期癌の療養者にとって，人生の最期の時間を，可能な限り住み慣れたわが家で家族とともに過ごしたいと願うのは，自然のことと思われます．そのためには在宅ケアを可能にする条件を整え，疼痛コントロールをし，療養者・家族ともに不安なく過ごせることが重要だと考えます．

　具体的には疼痛コントロール，在宅輸液の管理，排便コントロール，感染予防，療養者および家族の不安の軽減，家族の介護負担の軽減，社会資源の活用について学びましょう！

退院前

1. 事例紹介

療養者：YKさん，41歳，女性
診断名：末期胃癌（ステージⅣ，骨・肺転移）余命3〜6カ月
家族構成：夫41歳・子ども2人（男児11歳，男児6歳）の4人暮らし．夫は会社員，本人は専業主婦．
現病歴：半年ほど前，風邪をひいた後治りが悪く，食欲不振と微熱および倦怠感が続いたため近医受診するが，症状がすっきりしないままであった．体重減少もあり（3カ月で5kg減少）精査目的で大学病院を紹介され入院となる．検査の結果，胃癌（ステージⅣ）と診断され，肝・肺・骨転移がすでにみられていた．

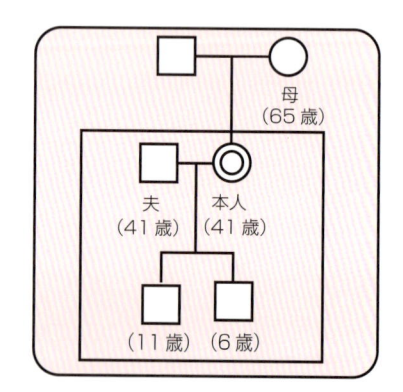

　当初は実母（65歳）が子どもの世話に来ていたが，長期になることと，本人も実

家のあるK市での治療を希望し，1カ月程前に転院してきた．その後，抗癌剤治療を実施したが，副作用が強くあまり効果もなく中止となる．その際，経口摂取も減り中心静脈栄養法（IVH）開始となり，その後，悪心・嘔吐などの消化器症状は軽減し徐々に回復してきた．YKさんも子どもとの生活を大事にしたいとのことで，できるだけ在宅治療で頑張りたいと希望しており，退院に向けて条件が整いしだい退院となる予定である．

YKさんの受け入れ：末期癌であることは夫に説明し，YKさん，夫・両親の判断のもと告知している．YKさんは当初相当ショックを受け，「なぜ，私が…，検診も受けていたのに…」と悲嘆状態であったが，その後は夫や2人の子どものためにも「癌になんか負けていられない！」と治療に積極的になり，主治医や担当看護師とのカンファレンスにも参加していた．

治　療：薬物療法（抗癌剤治療 ⇒ 疼痛コントロール）・IVH

■ 家族の状況

夫は会社員で3年前より沖縄に転勤となり一家で暮らしていたが，妻の病気治療を機に異動を希望し，妻の実家のあるA県K市の賃貸マンション（3LDK）に転居．夫は，昼は仕事で留守のため，実母が子どもの世話に通って来ている（車で5分）．

■ 入院中の身体的状況

バイタルサインとして，呼吸20回/分 規則的．体動時息苦しさを訴えるが，安静にしていれば落ち着く．SpO$_2$（経皮的動脈血酸素飽和度）90％前後（安静時）．咳嗽はときどきあり，喀痰（淡黄色，粘稠）あり．左肺野はほとんど機能していない．胸水の貯留も軽度みられている．血圧108/62mmHg，緊張は少し弱い．脈拍85回/分 整脈．四肢の冷感は軽度あり，常時靴下をはいている．チアノーゼはないが顔色不良気味．両下肢に軽度の浮腫がある．体温37℃前後の微熱が続いており，全身の倦怠感は常時あるが我慢できる範囲とのこと．

■ 入院中の生活状況

食欲はあまりないようであるが退院にむけて努力しており，全粥食を5割弱摂取している．口あたりのよいゼリーなどを好んで摂取している．IVH（1,300kcal 2,000mℓ）は食事摂取量が増したため抜去予定．在宅療養にむけて輸液は埋め込み式（ポート）カテーテルにする予定．

排尿は1,000mℓ前後/6〜7回/日，排便はもともと便秘気味で排便困難があり，

就寝時ラキソベロン®6〜8滴服用中．病室内にあるトイレには自力で何とか行っている．

　睡眠は胃部不快,悪心,腰部痛があり,鎮痛剤と安定剤を使用することで当初は何とか浅い眠りながら過ごせていたが,徐々に効果が減少し,全身苦痛を訴えるようになり,モルヒネの硬膜外注入による鎮痛療法を実施していた．在宅療養にむけてデュロテップ®(5mg)に変更予定．

　入浴に関しては,気分のよいときにシャワー浴を介助で行っている(1〜2回/週)．洗髪はここ2週間できておらず,不快感を訴えている．衣服はパジャマを着用しており,更衣はゆっくりではあるが自力で行っている．

■ 入院中の心理的側面

　「夫と子どものために」と前向きではあるが,病状が思わしくなく治療の効果がみられなかったことから,ときどき,夜間はひとりで涙ぐんでいるときがある．一方で,家に帰ることが決まり,そのためにも頑張らなくてはと思っている．

　予後については,告知されており,治療についても主治医や担当看護師とも積極的に話している．しかし,在宅ターミナルであることは認めたくない様子である．

　YKさんは音楽鑑賞,子どものためのおやつ作りやパッチワークなどの手芸を楽しみ生活していた明るい女性である．反面,神経質な面があるというが,夫や母親によると,芯がしっかりした女性とのことである．

■ 退院後に使用できる社会資源

- 医療保険制度：訪問看護（4回以上/週）
- 介護保険制度：福祉用具貸与・訪問介護

2. 訪問看護指示書・在宅患者訪問点滴注射指示書

氏名	YK 様　男・**⑨**	生年月日	（41歳）
住所	○○市○区○○町		
主疾患	末期胃癌（ステージⅣ），骨・肺転移		

現在の状況・該当項目に○	病状・治療状態	在宅ターミナル：疼痛コントロール
	投与中の薬剤の用法・用量	皮下埋め込み式（前胸部）にてソルデム3-PG® 500mℓ×2/日，デュロテップ® 5mg（72時間），ラキソベロン®（5滴），ユーロジン® 1錠（2mg）就寝時・疼痛増強時：ボルタレン® 坐薬（25mg）3本/日まで
	日常生活自立度	寝たきり度　J・A・**B-2**・C 認知症の状態　**正常**・Ⅰ・Ⅱ・Ⅲ・Ⅳ・M
	要介護認定の状態	要支援　1・2 要介護　1・2・**③**・4・5
	装着・使用機器など（　番号に○　） 1. 自動腹膜灌流　2. 透析液供給装置　3. 酸素流量（　　　/分）　4. 吸引器　**⑤**. 中心静脈栄養　6. 輸液ポンプ　7. 経管栄養など（経鼻・胃瘻　　Fr　　）　8. 膀胱留置カテーテル（　　Fr：　　交換）　9. 人工呼吸器（陽圧式・陰圧式）　10. 気管カニューレ（サイズ：　　）　11. ドレーン（部位：　　）　12. 人工肛門　13. 人工膀胱　14. その他（　　　　）		

留意事項および指示事項
Ⅰ療養生活指導上の留意点：**埋め込み式カテーテル装着による輸液の管理，疼痛コントロール・排便コントロール** Ⅱ 1 リハビリテーション　2 褥瘡の処置等　**③**装置・使用医療機器等の操作援助・管理　4 その他

緊急時の連絡方法
医療機関：K病院　医師名：○○○○　TEL：○○○-○○○-○○○○ 　　　　　夜間：携帯TEL：○○○-○○○○-○○○○ 不在時の対応法：K病院○病棟

特記事項

上記のとおり，指定訪問看護の実施を指示致します．　　　　H○○年○月○日
　　　　　　　　　　　　　　　　　　　　　　　　　　　医療機関：K病院
　　　　　　　　　　　　　　　　　　　　　　住所：○○○区○○○町-○○○○
　　　　　　TEL：○○○-○○○-○○○○　FAX：○○○-○○○-○○○
○○訪問看護ステーション　様　　　　　　　　　　医師名：○○○○　印

263-00902

3●終末期で在宅輸液療法を受けている療養者の場合

3. 退院にむけて

● 退院間近のYKさん担当看護師のあなたに質問です

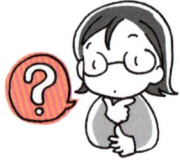

Q1 YKさんが終末期を自宅で家族とともに迎えるために必要な条件として，どのようなことがあげられますか？

Q2 退院にむけてどのような援助を行いたいですか？

Q3 退院にむけて退院調整看護師に連絡をとりました．担当看護師として退院調整看護師に情報提供する内容として何があげられますか？

Q4 YKさんが在宅での鎮痛療法（デュロテップ® 5 mg）をするにあたり，担当看護師としてYKさんと介護者である母親と夫に指導すべきことはどのようなことですか？

Q5 YKさんは皮下埋め込み式カテーテルによる輸液を在宅で実施することになりますが，あなたがYKさんと介護者である母親と夫に対して指導すべきことはどのようなことですか？

Q6 在宅輸液（皮下埋め込み式）の実施にむけて準備するものはどのようなものがありますか？

Q7 YKさんが在宅療養にむけて活用できる福祉用具はどのようなものがありますか？

Q8 いよいよYKさんは明日の午後退院となります．最終確認すべきことはどのようなことがありますか？

解答例

Q1
① 体力的な面や疼痛コントロールの面から，在宅療養が可能であること
② YKさん本人が在宅で終末期を家族とともに過ごしたいという強い意志があること
③ 家族（夫・母親）が在宅療養を理解し，受け入れる意志があること
④ 在宅療養を支えるサポート体制（医師，薬剤師，看護師など）が整っていること

Q2
① 埋め込み式カテーテル挿入による輸液時の管理など
② 疼痛のコントロール
③ 麻薬（薬液）の管理など
④ 療養者・家族の不安の軽減
⑤ 在宅療養にむけてのサポートシステムの紹介

Q3
① 病状
② 治療：輸液管理（埋め込み式）
③ 麻薬（薬液）管理
④ 鎮痛薬の使用状況
⑤ 使用薬剤
⑥ 在宅療養にむけての療養者・家族の思い
⑦ 家族関係（主たる介護者の有無）

Q4
YKさん・介護者
①麻薬であること　②取り扱い法（使用前後）　③貼付部位の選択法　④交換時期　⑤皮膚の観察・ケア　⑥痛みの程度など使用中の評価の必要性　⑦疼痛増強時の薬剤使用について

Q5
YKさん・介護者
①目的　②実施手順（準備から後始末）　③必要物品　④薬液（輸液バッグ）の取り扱い法　⑤操作方法（刺入時・滴下調整・抜針時）　⑥使用済み物品の取り扱い（破棄の仕方など）　⑦トラブルの内容：刺入部の漏れ・出血・発赤・疼痛・薬液の滴下不良など　⑧トラブルの対処の仕方：刺入部・カテーテル・ルート・輸液バッグ

Q6
① 輸液スタンドに代わるもの
② 薬液（輸液バッグ）
③ 輸液セット一式
④ 消毒薬
⑤ 刺入部固定用テープ

Q7
介護保険を利用したベッド（低反発性マット）や褥瘡予防具の貸与

Q8
① かかりつけ医との連絡方法
② 介護者へのポート（輸液）の刺入・抜針の技術
③ 介護者（夫・母親）の不安の把握と軽減
④ 輸液のトラブルや痛みの増強時の対応の仕方

> **退院調整看護師のあなたに質問です**

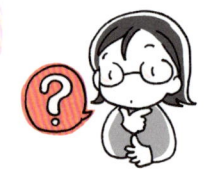

Q1 退院調整看護師であるあなたはYKさんの退院調整にあたり，どのようなメンバーと連携をして調整にあたりますか？ 関係者すべてをあげてください．

解答例

Q1
①主治医
②病棟担当看護師
③かかりつけ医
④ケアマネジャー
⑤訪問看護師
⑥訪問薬剤師
⑦ケースワーカー
⑧療養者
⑨家族（夫・母親）

在　宅

1．初回訪問

退院の翌日，午前中に初回訪問を実施．YKさんは，南向きの居間に続いた6畳の洋間にベッドで寝ている．ベッドはレンタルして，3モーター電動ベッドで除圧マットを使用している．

● バイタルサイン

呼吸23回/分，規則的ではあるが浅表性．SpO$_2$は90％前後．脈拍86回/分 整脈，血圧104/68mmHg．体温37℃前後の微熱あり．

● その他の観察内容

咳嗽は時々みられ，粘稠性喀痰があるとのこと．顔色不良だがチアノーゼなし．トイレ移動後は息苦しさが出現するとのこと．下肢の浮腫軽度あり，四肢の冷感軽度を認める．皮下埋め込み式（ポート）刺入部良好．食事は3割ほど摂取．果物やゼリーなど口あたりのよいものを好んで摂取している．

デュロテップ® 貼用部に問題なく，瘙痒感もない．IVHより皮下埋め込み式カテーテル挿入による輸液に変更後も問題はない．

● YKさん・家族の様子

ほとんどベッド上で過ごし，トイレと洗面のみ，つかまりながら母親に支えられて行っている．子どもたちが帰ってくると居間で遊んでいる姿をうれしそうに眺めてい

る．子どもたちも，母親が家にいることと祖母もいるため，帰宅後は外に出るより居間で過ごすことが多くなっている．

主訴としては，全身倦怠感，胃部不快感，腰部痛，体動時の息苦しさを訴えている．

● その他の情報

排尿は6～7回/日で排便なし(2日目)．排ガスもほとんどなく，腹部膨満軽度あり．昨晩，顔と四肢は温湯タオルで拭いたが，倦怠感が強く，ほかはできていない．更衣もしておらず昨日のままである．朝，うがいのみにて歯磨きはしていない．髪は寝癖がついた状態である．体位は側臥位で，クッションを肩・腰・下肢の間に入れているが，同一体位を長時間保持できず，左右側臥位やシムス位でいることが多い．睡眠は浅い眠りではあるが，痛みは我慢できる範囲内であることと，久しぶりの自宅であり比較的眠れたと言う．

● 精神面の訴え

「家に帰ってきてもこんな状態では2人の子どもたちに何もしてあげられない」と言って涙ぐんでいることが多く，母親にもあまり口をきかないとのこと．母親も家に帰ってきたものの今ひとつ元気がなく，これからのことを考えるとやっていけるか心配と訴える．

● 指示されている処置

輸液療法：ソルデム3-PG® 500mℓ×2回/日 ⇒2バッグ連結にてセット

図1 皮下埋め込み式ポートシステム[1]

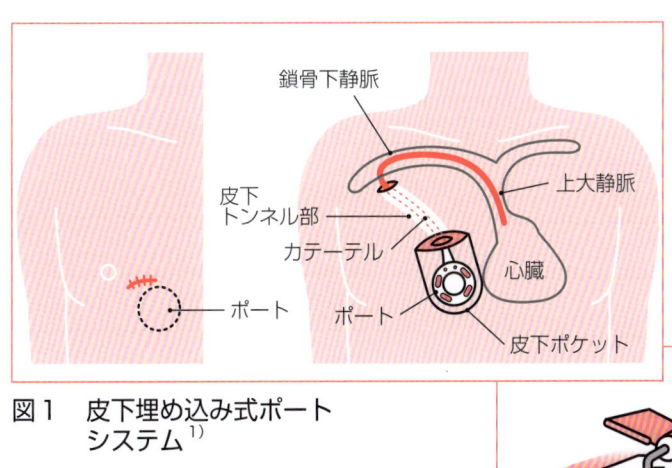

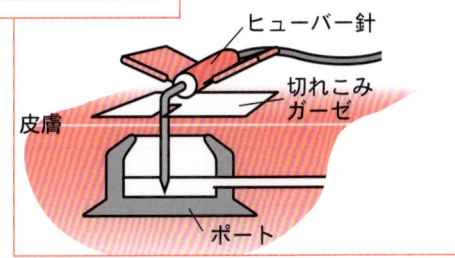

図2 ヒューバー針の固定[2]

在宅看護の実際 Ⅲ 77

鎮痛療法：デュロテップ® 5mg（72時間）
疼痛増強時：ボルタレン® 坐薬25mg 3回/日まで可
就寝時：ラキソベロン® 6～8滴服用

● 支援状況

　訪問看護ステーションから6回/週，近医のクリニックから医師（かかりつけ医）の訪問診療を1回/週，近くの調剤薬局から薬剤師の訪問も1回/週受けることになっている．

2. ヘンダーソンの項目での分類と考え方

> ヘンダーソンの項目に沿い，情報収集，アセスメントしましょう！　また，この時点での介入方法も，わかる範囲で記載しましょう！

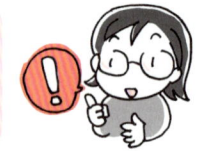

1. 呼吸について

2. 循環について

3. 体温について

4. 食・栄養について

5. 排泄について

6. 身体活動について

7. 休息と睡眠について

8. 衣生活について

9. 清潔について

10. コミュニケーション・意思の伝達について

11. 環境について

12. 性役割・発達について

13. 学習について

3. YKさんの援助について一緒に考えてみましょう

YKさんの在宅生活への援助について一緒に考えましょう！

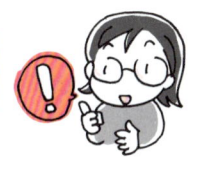

Q1 訪問看護師として初回訪問時にすべきことはどのようなことが考えられますか？

Q2 清潔の援助として次の部位はどのような方法でやったらよいと考えますか？　その理由はなぜですか？　口腔・体幹・陰部・頭髪

Q3 排泄の援助としてどのようなことが考えられますか？
便秘の原因からも考えてみましょう！

Q4 ポートよりの輸液（ソルデム3-PG® 500ｍℓ×2本）が開始されましたが，終了時の抜針は母親がやることになっています．訪問看護師として，母親に伝える（または指導する）べきことはどのようなことですか？

Q5 訪問看護師として疼痛のコントロールが重要になってきますが，痛みのアセスメントとして，どのようなことが考えられますか？

Q6 今後のサポート体制として，社会資源の活用として考えられるものはどのようなことがありますか？　またその理由はなぜですか？

Q7 ターミナル期にあるYKさんの思いを受けとめ，今あなたができることはどのようなことが考えられますか？

Q8 介護者である母親が「これからのことを考えるとやっていけるか心配」と発言しています．どのような援助が考えられますか？

解答例

Q1
① 一般状態の観察とアセスメント
② 皮下埋め込み式（ポート）刺入部の観察
③ 痛みの状況確認
④ 睡眠，経口摂取状況の確認
⑤ セルフケア状況の確認
⑥ 生活環境の観察
⑦ 介護者（母親）からの情報収集
⑧ 輸液の開始（刺入）

Q2
口腔
呼吸器感染を予防し，清涼感，食欲増進および口腔内の観察のために清拭を実施．できれば介助にて洗面所に行き，歯磨きの実施および口腔粘膜の観察を行う

体幹
気分をすっきりさせ，皮膚の観察のために清拭を実施．温湯にて全身清拭を行い，下着・パジャマの交換をする

陰部
洗浄により尿路感染を予防し，すっきりさせるとともに，自尊心を保つ．できれば，シャワートイレを利用して洗浄する

頭髪
身だしなみを整え，気分をすっきりさせる．まずは，ブラッシングして結髪する．可能なら洗面所で洗髪する

Q3
デュロテップ® を使用していることから，便秘になりやすい．就寝時のラキソベロン® の服用量の確認とともに腹部マッサージをして腸の蠕動を促す

Q4
滴下数の確認．終了予定時間の計算をともにして確認する．ルートの確認方法をチェック．抜針時の準備と手順の確認．トラブル発生時の緊急連絡先の確認

Q5
① デュロテップ® 使用の鎮痛効果
② 痛みの原因を探る
　・腫瘍自体による痛み
　　⇒骨転移，内臓への浸潤，神経への浸潤と圧迫など
　・衰弱からくる痛み
　　⇒全身衰弱からくるリンパ浮腫，るいそうからくる圧迫痛，便秘，不眠からくる頭痛など
③ 痛みの強さ，性質，変化，自制の有無
④ 痛みによる影響（顔貌，食欲の有無，睡眠の状況など）

Q6
介護サービスの活用
① 移動入浴の紹介・勧め
　⇒自宅での入浴は困難であるため
② ヘルパーの導入
　⇒介護者（母親）のストレス，疲労回復のため

Q7
① 2人の子どもや夫との思い出の写真をベッド近くの壁に貼る
② 午後，子どもが帰宅する頃には痛みが落ち着いているようにコントロールして，子どもとの時間が安楽にとれるようにする
③ 音楽鑑賞が趣味なので，好みの音楽をBGMとして流すことで，リラクゼーション効果を図る
④ 清拭時にはマッサージをしたり，アロマセラピーなどを取り入れてみる

Q8
① 不安の内容や思いを傾聴する
② 緊急時の連絡先を確認し，いつでも24時間，連絡可能であることを伝える
③ かかりつけ医との連携も密にしたうえで対応していくことを伝える

◆在宅ターミナルケア

　在宅ターミナルの看護で最も重要なことは"療養者・家族の不安の緩和"です．医師との連携を密にして，訪問診療と時間を合わせて訪問するなど，時と場の共有が大切になってきます．

　Cさん(52歳)は肺腫瘍の末期状態で訪問看護に依頼がありました．

　自宅から少し離れた総合病院の緩和ケア病棟に入院していましたが，どうしても「家に帰りたい」という思いから在宅療養が始まりました．

　Cさんは高等学校の英語の先生をされており，とても紳士的なイメージがありました．脳転移・骨転移があり，入院中はかなりの激痛があったと聞いていましたが，自宅に戻った数日間はとても調子がよく，車で外出したり，最後になるからと家族写真を撮ったりして残された日々を精一杯生きているように感じられました．Cさんの希望はあくまで「在宅死」でした．

　退院後1週間ほど経過すると，徐々に痛みが増強し食事もとれなくなり，意識レベルが急激に悪くなってきました．本人は意思を伝えられなくなり，家族にニーズの確認をすることになりました．Cさんは妻と息子の3人暮らしで，家族からはできる限りのことをしてあげたいという思いが強く感じられました．妻は点滴や在宅酸素，鎮痛剤の増量と，とにかく苦痛の軽減に努めてほしいと訴えました．

　在宅では病院と違い限界があります．できる処置や使える薬剤も制限があります．妻はそんな説明が理解できる精神状態ではなく，最終的には苦しそうな表情を見たくないので，Cさんを眠らせてほしいと希望されました．しかし，妻の思う処置をするには限界があり，主治医から今後についての話し合いがもたれました．妻はCさんの「家で死にたい」という思いは十分理解していました．しかし，苦痛の表情しか浮かべないCさんを見ていることがどうしても辛くなり，入院を決断しました．入院後は麻薬の増量を行い，穏やかな表情を浮かべていました．そして入院後2日で亡くなりました．

　在宅において終末期を迎えるということは，家族にとって精神的な忍耐力が必要になります．人は手出しができず見守るだけになったとき，強い不安に襲われます．訪問看護師はそこをいかにサポートし，患者さんはもちろん，家族にとっても「最良の死」を迎えてもらうことが重要なことではないかと考えます．

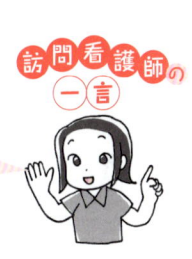

まとめ

　ここでは在宅終末期の看護について学びました．在宅終末期ケアはそれを満たすための条件が整っていることが前提で始まるものです．そのうえで，訪問看護師は療養者・家族の思いを受けとめ，寄り添いながら，苦痛と不安を最小限にして，その家族の本来の姿のなかで最期のときが迎えられるようサポートしていくことが重要であると思います．そのためにも，訪問看護師は常に専門知識と人間性を高める努力をしていくことが必要です．

引用文献

1) 竹生礼子／宮崎歌代子・鹿渡登史子編：在宅療養指導とナーシングケア6 在宅悪性腫瘍患者指導管理の鎮痛療法／化学療法．医歯薬出版，p15，2006．
2) 大塚志穂／宮崎歌代子・鹿渡登史子編：在宅療養指導とナーシングケア2 在宅中心静脈栄養法／在宅成分栄養経管栄養法．医歯薬出版，p28，2002．

参考文献

▶川越博美：在宅ターミナルケアのすすめ．日本看護協会出版会，2004．
▶木戸豊・馬庭恭子：医療依存度の高い利用者へのケア．日本看護協会出版会，2004．
▶木下由美子：エッセンシャル 在宅看護学．医歯薬出版，2007．
▶宮崎和加子・鹿渡登史子編：在宅療養指導とナーシングケア6 在宅悪性腫瘍患者指導管理の鎮痛療法／化学療法．医歯薬出版，2006．
▶宮崎歌代子：在宅での看取りのケア．日本看護協会出版会，2006．
▶日本ホスピス・在宅ケア研究会：退院後のがん患者と家族の支援ガイド．2004．
▶櫻井尚子・渡部月子・他：ナージンググラフィカ21 地域療養を支えるケア．メディカ出版，2007．
▶高﨑絹子・亀井智子・他：在宅看護論．医学芸術社，2005．

4 脳梗塞後遺症の老年療養者の場合

[この事例から学ぶこと]

在宅療養の原因疾患のなかで最も多い疾患は，脳血管障害後遺症です．脳血管障害は脳梗塞，脳出血，クモ膜下出血に分類されます．いずれも脳血管障害による脳神経組織の不可逆的変化により，運動障害・知覚障害・言語障害・高次脳機能障害などが起こります．

これらの障害のために，日常生活動作（ADL）の自立が困難となり，適切な医療，看護を受けなければ廃用症候群を生じ，寝たきり状態になることもあります．在宅ケアは，身体の機能障害をもちながらも，もてる力を生かしその人らしく生活できることを支援することです．そのためにはさまざまな社会資源や多職種の連携が必要となります．

この事例では，医療機関に入院中から在宅へ移行していく療養者とその家族への看護過程の展開のポイントを学びましょう！

退院前

1. 事例紹介

療養者：KMさん，80歳，女性

身体状況：左片麻痺，左半側空間無視，嚥下障害，胃瘻造設，身長150cm，体重48kg

家族構成：夫との2人暮らし．2人の子どもはそれぞれ独立し，近県に在住．

診断名：脳梗塞後遺症による左片麻痺と高次脳機能障害

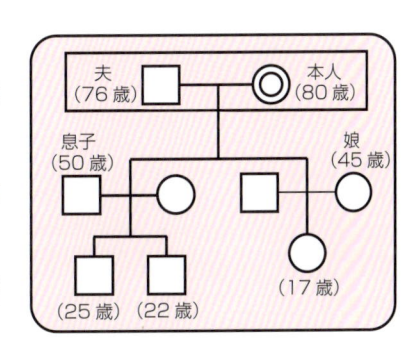

現病歴：15年前より高血圧があり近医にて内服治療を受けていた．3カ月前に脳梗塞（右中大脳動脈領域）で入院し，内科的療法を受けた．左片麻痺と高次脳機能障害（左半側空間無視），嚥下障害が残った．入院中にリハビリテーションが行われ，食事は右手でスプーンを把持し摂取できるが，皿の左側にあるものを食べ残す．経口摂取でむせるため，経管栄養法として胃瘻造設した．KMさんと夫は，在宅療養を強く希望していた．

　その後，KMさんと家族は病院のソーシャルワーカーと相談し，夫は居宅介護支援事業所（Aケアセンター）を介護保険利用窓口として利用することにした．介護申請の結果，要介護4と認定され，B訪問看護ステーションから訪問看護を週に2回利用することになり，訪問看護指示書（次頁）が，近医Cより届いた．

2. 訪問看護指示書

氏名	KM 様 男・㊛	生年月日	（80歳）
住所	○○市○区○○町		
主疾患	＃1脳梗塞		

現在の状況・該当項目に○	病状・治療状態	薬物				
	投与中の薬剤の用法・用量	降圧剤・抗凝固剤・整腸剤				
	日常生活自立度	寝たきり度	J ・ A ・ B ・ ㊝			
		認知症の状態	㊣常 ・ Ⅰ Ⅱ Ⅲ Ⅳ M			
	要介護認定の状態	要支援 1 ・ 2				
		要介護 1 ・ 2 ・ 3 ・ ④ ・ 5				
	装着・使用機器など（番号に○） 1．自動腹膜灌流　2．透析液供給装置　3．酸素流量（　　／分） 4．吸引器　5．中心静脈栄養　　6．酸素ポンプ ⑦．経管栄養など（経鼻・㊥瘻 18Fr，1回／6カ月交換予定） 8．膀胱留置カテーテル（サイズ：　　　　　　） 9．人工呼吸器（　　　式，設定：　　　　　　　） 10．気管カニューレ（サイズ：　　）11．ドレーン（部位：　　）12．人工肛門 13．人工膀胱　14．そのほか（　　　　　　）					

留意事項および指示事項
＃1再梗塞のリスク管理　＃2高血圧あり，血圧管理　＃3胃瘻栄養管理 ＃4リハビリテーション

緊急時の連絡方法
医療機関：C医院　医師名：○○○○　TEL：○○○－○○○－○○○○ 　　　　　　　夜間：携帯TEL：○○○－○○○○－○○○○

特記事項

上記のとおり，指定訪問看護の実施を指示致します．

H○○年○月○日

医療機関：C医院

住所：○○○区○○○町－○○○○

TEL：○○○－○○○－○○○○　FAX：○○○－○○○－○○○

○○訪問看護ステーション　様　　　　　　　　医師名：○○○○　印

3. 退院にむけて

● 退院間近のKMさん担当看護師のあなたに質問です

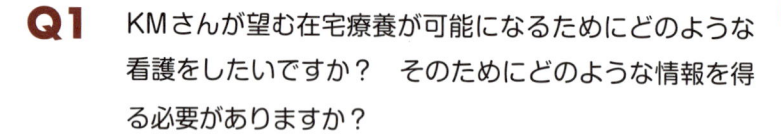

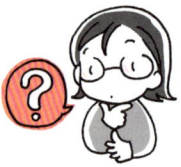

Q1 KMさんが望む在宅療養が可能になるためにどのような看護をしたいですか？ そのためにどのような情報を得る必要がありますか？

【考えるヒント】たとえば，このような看護を考え，必要な情報を得ます．

- 退院後もKMさんが残存機能を生かし，獲得したADLを維持して生活してほしい．
  →ADL能力評価とリハビリテーション内容を確認する．
- 在宅でKMさんが再梗塞を起こすことなく過ごしてほしい．
  →在宅療養を支える医療機関は，どこでどのように受診するかを確認する．
- KMさんと家族が望む生活を，必要な社会資源を活用して介護負担が過剰にならないよう過ごしてほしい．
  →KMさんと家族が望む生活の把握，家族構成，介護者，介護力に関する情報を得る．介護保険の申請と利用したいサービス内容の確認をする．

在　宅

1. 訪問時の状況

　退院後，2週間経過．退院後はベッドサイドのポータブルトイレを排便時のみ使用する程度で，ほとんどベッド上で過ごしている．車椅子乗車はほとんどしていない．退院以来外出はせず，意欲が低下してきている．

● バイタルサイン
　体温36.3℃，脈拍72回／分 整脈，呼吸22回／分で規則的，血圧130/70mmHg．

● KMさんと家族の様子
　片麻痺の状態は退院時と変化なし．2日に一度夫に清拭をしてもらっているが，頭皮は汚染し，髪はボサボサである．KMさんは「お風呂に入りたい」と言う．食事は流動物を1日3回胃瘻より注入．半流動物を1日1回数口摂取し，時折むせ込みがあるが「おいしい」と笑顔で言う．

● 現在の日常生活動作〈ADL〉
- 起居動作
    ▶寝返り・起き上がり：左麻痺側を意識できず，一部介助で左側臥位は可能．
    ▶座位保持：起こせば端座位は10分程度可能だが，左側に傾斜してしまう（退院時）．
    ▶立位：15秒程度可能．つかまり立ち可能（退院時）．
    ▶歩行：困難．
- 食事動作：右手のみスプーン使用で可能．食器の左側に食べ残しがある．水様物はむせやすい．
- 排泄動作：尿意，便意をたまに訴えるが常に紙オムツを着用している．排尿は紙オムツ使用で1日3〜4回交換．排便は2〜4日に1回硬便あり．排便時は介助しポータブルトイレ使用．
- 更衣動作：上着の着脱時，腕を通すことができる．ズボンは自力ではけない．
- 洗面・入浴動作：移動動作は全介助，洗身動作は準備すれば一部介助で可能．
- コミュニケーション：ほぼ問題ない．

2. 家族の状況

　介護者は夫である．夫は今までほとんど家事をしたことはない．年金生活（夫は厚生年金から２カ月で30万円，妻は国民年金から２カ月で５万円の支給）．夫には腰痛があり，「24時間の介護に疲れてきた」と言う．長女が１カ月に１～２度訪れ，世話をしている．

　以前は夫婦で庭の草木を育て，夫は俳画，KMさんは短歌を詠むのが趣味であった．家屋の状況：一戸建て２階屋であり，KMさんの専用室は１階東側である．

3. 看護過程の展開（アセスメント・看護介入）

> ヘンダーソンの項目に沿い，情報収集，アセスメントしましょう！　また，この時点での介入方法も，わかる範囲で記載しましょう！

1. 呼吸について

2. 循環について

3. 体温について

4. 食・栄養について

5. 排泄について

6. 身体活動について

7. 休息と睡眠について

8. 衣生活について

9. 清潔について

10. コミュニケーション・意思の伝達について

11. 環境について

12. 性役割・発達について

13. 学習について

Q1 あなたはＫＭさんの情報を整理して，ＫＭさんがどのような人かをまとめ（全体像）ましょう！
また，看護介入（看護は何を支援したいか）を考えてみましょう！

> 【考えるヒント】たとえば，ＫＭさんの全体像と看護介入はこのように考えられます．
>
> 　ＫＭさんは80歳という高齢で，加齢現象に伴う身体機能の低下に加え，今回は脳血管障害を発症しています．脳の循環障害によって全身の働きを統合する中枢神経系に不可逆的な変化が生じ，運動・知覚障害および嚥下障害が生じ，生活機能障害をもたらしています．
> 　現在発症後３カ月以上経過し，回復過程をたどり在宅療養が可能になっていますが，退院後２週間たち，全身状態は安定しているものの，活動量の減少，意欲の低下から残存機能を十分活かしているとはいいがたい状況です．
> 　したがって，適切な介護方法により，退院後低下したＡＤＬを取り戻し残存機能を活かし，活動範囲を拡大でき，ＫＭさんと家族が目標をもってＫＭさんらしさを発揮した在宅療養生活を継続していけるように，援助していきたいものです．

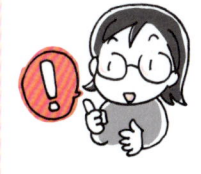

Q2 情報整理・アセスメントの結果，ＫＭさんが一番困っていることは何でしょうか？
優先順位の高い援助項目は何ですか？　その理由は？　あなたの考えを書きましょう！

【考えるヒント】以下の項目の優先順位を考えましょう！
①身体活動　②精神活動　③食・栄養　④環境　⑤清潔　⑥循環　⑦排泄

　KMさんの場合，全体像から考えて，全身状態は安定している慢性期にあり，在宅療養で身体活動量が減少したために，介護負担が増してきている状況にあります．以上のことから
　優先順位は①②③④⑤⑥⑦

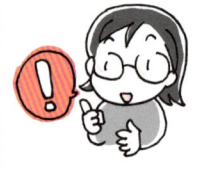

4. 優先順位の高いニーズ項目について，看護過程を考える

Q1　KMさんの「身体活動」・「精神活動」についてのアセスメントを参考にして，看護目標・具体策（ケアプラン）を考えましょう！

【考えるヒント】以下の内容を調べましょう！
　　KMさんの移動を安全に夫ができる方法は？
　　活動意欲の低下をもたらす要因は？
　　意欲がもてる目標は？
　　老年期の特徴は？
　　KMさんの生活背景は？

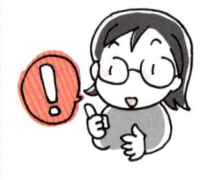

⇩

「身体活動」・「精神活動」アセスメント	看護目標	具体策（ケアプラン）

Q2 KMさんの「食・栄養」についてのアセスメントを参考にして，看護目標・具体策（ケアプラン）を考えましょう！

【考えるヒント】以下の内容を調べましょう！
- 脳梗塞と嚥下障害の関連は？
- 嚥下のメカニズムは？
- 食の意義と療養者のニーズは？
- 栄養保持と食の楽しみは？

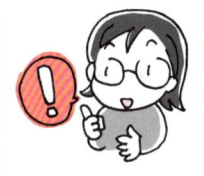

⇩

「食・栄養」アセスメント	看護目標	具体策（ケアプラン）

Q3 KMさんの「環境」についてのアセスメントを参考にして，看護目標・具体策（ケアプラン）を考えましょう！

【考えるヒント】以下の内容を調べましょう！
KMさんの生活機能改善，介護疲労を軽減するためのサービスとは？
・介護保険のサービス内容：要介護4で使える範囲を考えて…
・家族機能，介護力アセスメントの評価
・希望するサービス内容
・介護保険で利用できるサービス内容

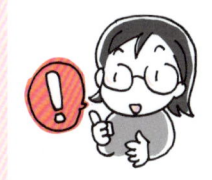

⇩

「環境」アセスメント	看護目標	具体策（ケアプラン）

◆ 脳血管障害の療養者と社会資源の活用

　当訪問看護ステーションでも，脳血管障害の療養者が4割を占めています．状態はさまざまですが，要介護度は4，5で，ほぼ寝たきり状態の経腸栄養をされている人も多くなっています．
　療養者のニーズはさまざまで，機能回復を希望する人や家族のレスパイトを必要とする人はデイサービスを利用し，訪問看護では訪問看護師による胃瘻・腸瘻・吸引などの管理指導，皮膚トラブルの予防や介護指導を行い，ヘルパーによる家事援助を行っています．今や核家族，老老介護が叫ばれるなか，デイサービスや短期入所は介護者が休息のときをもつために有効です．
　社会資源にはフォーマル以外にインフォーマルなものがあり，友人や近隣はその一つです．特に災害時など近隣の助け合いがとても重要になります．
　日常からコミュニケーションをとり，いざというときに協力し合う環境づくりが大切です．療養者のヘルスニーズを把握し，それに合った社会資源を提供することが重要です．介護保険導入後，さまざまなサービス事業所があります．
　あなたのまわりには，どんなサービス事業所があるかぜひ把握しておいてください．

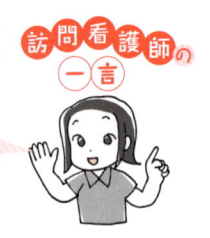

Q4 KMさんの「清潔」についてのアセスメントを参考にして，看護目標・具体策（ケアプラン）を考えましょう！

【考えるヒント】以下の内容を調べましょう！
　清潔の意義と療養者のニーズは？
　運動障害が清潔動作に及ぼす影響や入浴の効果とリスクは？
　KMさんが安全で満足できる入浴介助の方法は？

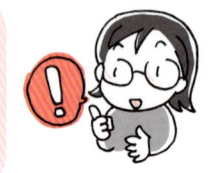

⇩

「清潔」アセスメント	看護目標	具体策（ケアプラン）

263-00902

92

Q5 KMさんの「循環」についてのアセスメントを参考にして，看護目標・具体策（ケアプラン）を考えましょう！

【考えるヒント】以下の内容を調べましょう！
　KMさんの再発予防策は？
　再発のリスクは？

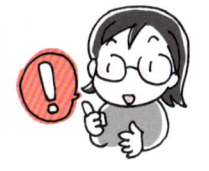

「循環」アセスメント	看護目標	具体策（ケアプラン）

Q6 KMさんの「排泄」についてのアセスメントを参考にして，看護目標・具体策（ケアプラン）を考えましょう！

【考えるヒント】以下の内容を調べましょう！
　KMさんがトイレ動作ができない理由は？
　どうすれば排便だけでなく排尿もポータブルトイレが使えるか？

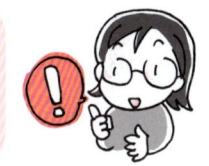

「排泄」アセスメント	看護目標	具体策（ケアプラン）

■ ケアプランの参考例

Q1

「身体活動」・「精神活動」アセスメント	看護目標	具体策（ケアプラン）
左片麻痺による身体可動性の障害が生じ，活動範囲を拡大できていない ↓ 　なぜならば，KMさんは右中大脳動脈領域の大脳基底核部に灌流する血流が途絶え，脳神経組織の不可逆的変化を起こした．そのため大脳皮質運動野からの運動神経は末梢に伝達できず，反対側の運動神経麻痺および左半側空間無視という高次脳機能障害を起こした．発症後，すでに3カ月が経過しており，これ以上の機能回復は期待できにくいので，もてる機能で在宅生活に適応していく時期である 　ところが，退院後の自宅療養では，介護力の低下から，ベッドから移動する頻度が極端に減少し，運動量の低下となり，健側上下肢と体幹全体の筋力の低下を招き，起居動作が不安定になった．そのことから移動が習慣化されず，活動範囲がベッド周辺に縮小化してしまったと考えられる 　加齢現象に加え，可動性の障害をもちあわせたことにより，放置すれば廃用症候群は加速し，容易に「寝たきり」状態になってしまう恐れがある ↓ 　したがって，可能な限り日常生活の活動範囲が拡大していくようにしていく必要がある	室内外の活動範囲が拡大する　　**問題となること** (1) 車椅子に乗車して過ごす時間が増える (2) 車椅子散歩・外出ができる **問題の根拠** **脳梗塞の病態と生活機能障害への影響は？** **ADL低下要因は？** **なりゆきは？** **看護介入の方向**	1) O-P 考えてみましょう 2) T-P 考えてみましょう 3) E-P 考えてみましょう

（つづく）

263-00902

「身体活動」・「精神活動」アセスメント	看護目標	具体策（ケアプラン）
身体可動性の障害により活動への意欲が低下している ⬇ 　発症前までは家事全般を預かり，家庭内の役割を果たしていた．現在は夫がこの役割を担い，役割交代が起きている 　今後，ＫＭさんは以前の役割遂行ができないだけでなく介護を受ける立場になることで役割葛藤が生じ，悲観的になり，自尊感情が低下しやすい．そして「動きたい」という願望をもちながらも活動量が減少し，さらに活動への意欲は低下していく 　ＫＭさんが，配偶者とともに住み慣れた自宅で自尊感情を回復し，もてる力を最大限に発揮した生活を送ることができるためには，活動に対して意欲がもてるようにしていくことである ⬇ 　したがって，本人・家族が目標をもって，活動への意欲をもてるようにする必要がある	活動への目標・意欲がもてる	1）O-P 考えてみましょう 2）T-P 考えてみましょう 3）E-P 考えてみましょう

4 ● 脳梗塞後遺症の老年療養者の場合

Q2

「食・栄養」アセスメント	看護目標	具体策（ケアプラン）
経管栄養により食の楽しみが低下している ⬇ 　食事内容の情報は不足しているが，BMI 21.3（普通）で，栄養状態は保たれていると思われる 　KMさんは，右中大脳動脈領域の梗塞により，嚥下にかかわる運動神経領域の命令がうまく嚥下運動筋に伝達されず，延髄より上位のニューロンに支障をきたすという仮性球麻痺による嚥下障害を起こした．これによって，嚥下反射は保たれているものの，咀嚼筋舌運動速度の低下に咽頭筋の筋力低下が加わり，食塊の通過と筋の作動との間に時間的なずれが生じ嚥下のタイミングのずれが起きている．咽頭までスムーズに食物を運べないという嚥下の第1相の変調と，飲み込むタイミングが変調する第2相の障害が生じ，誤嚥を起こしやすい 　さらに，食事動作時，左半側間無視があるため，食器の位置を配慮されなければ，自己摂取量低下をきたす 　現在，経口摂取量は少なく，経管栄養で栄養補給が図られているので，KMさんの経口摂取による食の楽しみは低下している．KMさんは「とろみ食であれば数口摂取できる」という事実から，嚥下の訓練により経口摂取の維持は可能ではないかと期待できる	(1) 必要な栄養量を維持できる (2) 誤嚥を起こさず食の楽しみが得られる	1) O-P ①体格の変化，皮膚の乾燥の有無 ②経管栄養量と内容 ③胃瘻チューブの挿入状態・周辺の皮膚状態 ④栄養注入前中後の消化器症状の有無・排便状態 2) T-P (1) 胃瘻からの経管栄養の管理 ①1日3回500mℓを1〜1.5時間かけて注入する ②イリゲーターの高さは腹部から上に50cm離して吊るす ③経管栄養チューブは，内腔が閉塞しないよう栄養物注入前後に微温湯を20mℓ通す ④栄養注入前に胃瘻チューブが胃に入っていることを確認する 3) E-P ①上記を観察し，T-P①〜④を介護者が確実に実施しているかどうかを確認し，必要時指導する 1) O-P ①摂取時の状態，むせの有無，摂取量，咀嚼および舌の動き，嚥下のタイミングと嚥下および呼吸状態，肺雑音の有無，咳嗽の有無，体位 ②むせの回復状況 ③摂取量 ④KMさんの満足度

(つづく)

「食・栄養」アセスメント	看護目標	具体策（ケアプラン）
↓ 　したがって，経管栄養法で栄養を維持し，誤嚥性肺炎のリスクを回避しながら，食の楽しみが得られるよう援助していく必要がある		2）T-P 　(1) 嚥下訓練を行う：経口摂取前に嚥下体操，舌運動，発声，冷却刺激を毎食前行う 　(2) 経口摂取の援助 　①経口摂取は座位で行い，傾斜しないように枕かバスタオルで固定する（車椅子乗車か,他動的座位） 　②経口摂取介助時は,口腔の健側（右側）に食物を入れる 　③食物は，とろみのあるものを選ぶ（プリン，ゼリー，とろみ製剤使用） 　④食事に集中できるように，落ち着いて摂取できる時間に摂取する 　⑤経管栄養注入前か食間に,好むものを摂取する 　⑥経口摂取時には，携帯吸引機を準備しておく 　⑦朝，昼，夕の経管栄養注入中に,できるだけ夫もともに食事をする 　⑧摂取物についてどのようなものか説明する 　⑨配膳時，左側から声をかけ，食器に気づけるようにする 　⑩利き手でスプーンを用いてすくいやすいように，食器が動かないように食器の底面が盆に接着しやすいようにする 3）E-P 　①介護者への観察の指導，異常時の対応を説明する 　②KMさんが家族と一緒に食事をしているという満足が得られるよう，配慮するよう説明する 　（上記T-P①～⑩を介護者が実施していることを確認する）

4 ● 脳梗塞後遺症の老年療養者の場合

Q3

「環境」アセスメント	看護目標	具体策（ケアプラン）
介護者（夫）に介護疲労が生じている ↓ 　経済的には，現在の生活を維持していくのに十分な余裕のある状況とは考えられないが，介護認定で要介護4と認定され，利用限度額で生活に支障をきたさない範囲で社会資源を活用すれば，夫の介護時間の軽減に通じ，かつ活動範囲を拡大することは可能である 　人的環境としての介護者は夫であり，介護意欲はあるが，介護生活1カ月が経過し，介護疲れのことばが聞かれてきている．この状況が継続すれば，介護者の健康破綻を生じかねない ↓ 　したがって社会資源を活用するなどの方法で介護負担の軽減を図っていく必要がある	夫の介護負担が軽減する	1）O-P 　①介護に対する知識，実践力，介護者の思い，疲労状態 　②利用した社会資源に対する満足感の有無 2）T-P 　①要介護4の利用限度額範囲で利用できる社会資源を提案する ＜利用サービスの提案内容＞ 　考えてみましょう 3）E-P 　①KMさんと介護者の意見が尊重されることを説明する 　②社会資源の利用に対しては，変更は可能であることを説明する

Q4

「清潔」アセスメント	看護目標	具体策（ケアプラン）
皮膚の清潔保持，入浴への満足が得られていない ↓ 　現在，皮膚の清潔は全身清拭によって保持されている 　頭皮の清潔は，移動動作が低下しているために保持できていない．KMさんの入浴への欲求は強くあるもののそれが満たされていない	入浴により清潔保持ができ，満足感が得られる	1）O-P 　①バイタルサインの変化の有無 　②排泄の有無 　③全身の皮膚の状態（垢の程度，乾燥など），実施前後の疲労感，活気 　④清潔動作の自立度 　⑤KMさんの満足感の有無 2）T-P 　(1) 入浴によって清潔保持をする 　①入浴時間は，食前または食後1時間後とする 　②脱衣場・浴室は22〜25℃に設定する

(つづく)

「清潔」アセスメント	看護目標	具体策（ケアプラン）
自宅では移動動作の低下，介護方法の不足から実施できていないと考えられる ↓ したがって，入浴によるリスクを回避しながら，清潔への満足度を高め，入浴動作を維持しつつ清潔保持していく必要がある		③湯の温度は40℃前後に準備する ④湯の量は浴槽の中位まで準備する ⑤洗身は顔→上肢→上半身→下肢→陰部・臀部とする ⑥ベッドから浴室までは車椅子で移動する（健側［右］を軸として回転できるように介助） ⑦浴室内で，車椅子からシャワーチェアに移動する ⑧シャワーチェアから浴槽のへりに腰掛ける介助をする ⑨右手で手すりを持ち，右下肢から浴槽に入れ，麻痺側の上下肢は介助して入れる ⑩浴槽から出てかけ湯をした後，車椅子に移動する ⑪更衣は車椅子にて行う ⑫更衣時，洗身時は陰部にタオルをかけておく ⑬入浴後疲労感があれば，臥床を勧める ⑭実施は，介護者（夫）の協力を得て看護師と2人で行う ⑮訪問看護時に1回/週で行う ⑯本人の右手で届く箇所（顔面，左上肢，身体前面，臀・陰部）はタオルを手渡し，自分で洗ってもらう (2) 洗髪は，1回/週で実施する．入浴時にできない時は，洗髪用ケリーパッドを使用する (3) 手洗いは毎食事前に夫に行ってもらう (4) 口腔内は毎朝か，毎夕に夫に実施してもらう 3) E-P ①介護者に入浴時に協力してもらうよう一緒に実施し説明する（衣類の準備，浴室の準備，移動時の椅子の支え） ②T-P(1)③，④を実施できるように説明する ③介護者に，本人が自分で行えることは見守り，できていないことのみを介助するよう勧める

4 ● 脳梗塞後遺症の老年療養者の場合

Q5

「循環」アセスメント	看護目標	具体策（ケアプラン）
脳血管の再梗塞，再出血を起こす危険性がある ↓ 　現在のところ，血圧は適正に維持でき，脱水徴候は認めらず，脳血流は良好であると考えられる．しかし，ＫＭさんの療養の起因である脳梗塞は，加齢に伴う血管の動脈硬化変性と１５年前からの高血圧症の存在によって起こったと考えられる．脳血管には，血圧の変動に対する自動調節機構があるものの，急激な血圧変動は脳血流に影響を与える 　ＫＭさんは血圧を降圧薬によってコントロールしているため，服薬管理を怠れば血圧は高値となるであろうし，脳梗塞予防のために服用している抗凝固薬の使用により，脳血管に出血性障害を起こすことも考えられる 　さらに，水分量は保たれているかに関する情報が不足しているが，何らかによって代謝亢進が発生すれば，脱水を起こし脳循環量の低下から脳虚血を起こすことも考えられる ↓ 　したがって，血圧を適正に維持し，脳血流を適切に保つ必要がある	再出血・再梗塞を起こさない	1) O-P ①血圧の変動 ②症状の変化（意識，運動麻痺の程度，嚥下障害の程度，言語など） ③体温，脈拍，呼吸の変化 ④薬物を指示どおり服用しているか ⑤排便，排尿の状態 2) T-P ①訪問時バイタルサインチェックを行う ②水分を１日1,500ｍｌはとれるようにする ③排便時に激しく努責しないように，排便を整える→「便秘予防」 ④室内環境の調整（入浴時など保温する） ⑤内服薬の服用を忘れない ⑥３日間排便がないとき，下剤を胃瘻から注入する 3) E-P ①症状の変化に気づけるように，介護者へ観察点を説明する ②症状の変化に気づいたときは，訪問看護ステーション，かかりつけ医へ連絡することを説明する ③水分を必要量とれているか確認し，必要性を説明する ④便秘にならないよう，水分補給，腹部マッサージ，整腸剤の使用方法を説明する

Q6

「排泄」アセスメント	看護目標	具体策（ケアプラン）
排泄動作のセルフケア不足がある ↓ 　脳の障害部位から運動障害を生じたが，尿意や便意の確立はできていると考えられる 　KMさんは夫の介護負担を自覚し，排尿行為は残存能力を下回った方法がとられている．排便の方法はベッドサイドで行われ，排便の体位は適切である 　また排便行為は，腹圧の上昇，努責を伴う行為であり，血圧上昇の要因となる．過剰な努責をせず，適度な腹圧で自然排便が保て，便秘予防することが再発予防につながる 　排便だけでなく排尿もベッドから移動してポータブルトイレで行うことができれば，排泄のQOLは向上できる ↓ 　したがって，排泄動作を拡大していく必要がある	日中は排尿，排便ともにポータブルトイレを使用して排泄することができる	1) O-P ①排尿，排便の性状と回数 ②排泄行動に対するKMさん・介護者の思い 2) T-P ①尿意は不明瞭のため，紙オムツは使用しておく ②ベッドの右側にポータブルトイレを設置する ③ベッドとポータブルトイレとの移動を介助する ④食事前，便意のあるときにポータブルトイレに座る ⑤ポータブルトイレの移動が安定して行えるようになったら，車椅子トイレを使用する 3) E-P ①トイレへの移動方法について介護者に説明し実際にやってもらい，安定してできるように指導する

5. 看護の評価

　実施した看護について以下のような視点で評価し，目標を修正したり情報収集をし直したり，アセスメントを修正します．
- 設定した目標は達成できましたか．
- 具体策（ケアプラン）は妥当でしたか（目標達成に効果的でしたか）．
- 療養者や介護者の満足度は得られましたか．

◆脳血管障害後遺症のDさんの場合

　脳血管疾患の治療後に在宅療養される人は増加傾向にあります．当訪問看護ステーションでも例外ではありません．脳血管疾患による機能障害のレベルや障害の種類は，歩行可能だが経口摂取困難，運動麻痺，言語障害などさまざまです．だからこそ，その人の残存機能，ニーズ，家族の介護力の把握が重要です．

　さて，事例KMさんに関連して，訪問看護で出会ったDさんのことをお話ししましょう．

　Dさんは72歳の女性で，脳梗塞を発症しました．右半身麻痺，ほぼ寝たきりの状態で退院しました．退院時は仙骨部に5cm大の褥瘡形成があり，合併症の発症に注意しながら訪問看護を開始しました．幸い経口摂取は可能であったため，栄養改善，褥瘡治癒にむけて目標設定しました．Dさんは昔から農業をされていたので，退院してからは「何とか畑を見に行きたい」というニーズがありました．Dさんと私は「車椅子に乗って畑に散歩に行けるようになる」と目標設定し，援助を続けました．退院後自宅環境に慣れ，徐々に食事量が増え栄養状態の改善とともに褥瘡も治癒傾向となり，端座位時間を少しずつ増やしていきました．その間，訪問リハビリテーションの導入を行い，本人へのリハビリテーションに加え，関節可動域訓練，端座位保持訓練，車椅子移乗の方法を家族に指導していきました．住宅改修ではバリアフリー，スロープ，屋外リフトを設置し，車椅子で移動ができる環境を整えていきました．

　その結果，車椅子移乗が可能になったDさんは車椅子散歩をすることが日課になりました．今では通所サービスも利用することができ，今後は健側機能を生かし「自力で車椅子移動をしたい」と頑張っています．

　このように，在宅看護も病院内看護と同様に，患者さんの状態に合わせて看護や社会資源の活用を考えます．Dさんの場合，介護保険を利用できるので，ケアマネジャーと連絡を取り合い，その時々に必要な社会資源の活用を考えました．Dさんは，訪問当初は合併症のリスク，褥瘡形成から週2回の訪問看護で対応しましたが，ADLが拡大してからは，訪問回数を週1回，そして月2回と減らし，通所サービスに切り替えていきました．またリハビリテーションは，右半身麻痺の回復を望めないDさんの残存機能を生かした，端座位保持や車椅子移乗などをプログラムし，住宅改修は理学療法士の協力を得て施行しました．福祉用具の貸与は，寝たきり状態ではエアマットを導入し，褥瘡改善に有効でしたが，端座位保持や移乗時には逆に動作を妨げる要因になり，機能の回復とともにマットの種類も変更しました．

　在宅では，「そこにありたい姿」があり，家族や環境などの強みもあります．本人のニーズを把握し，目標をともに設定することで回復することもあります．また状態の変化に伴い，社会資源をうまく活用・導入することで，その回復を助けることになります．訪問看護師は疾患の理解はもちろん，在宅療養を支える社会資源をよく知っておくことで，多様なニーズに対応できるのだと思います．

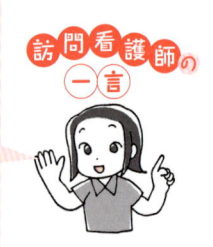

まとめ

　脳血管障害後遺症による生活障害を理解し，療養者と家族の思いを尊重し，KMさんらしさを発揮した在宅療養が維持できるような看護介入を考えることができましたか？

　以下の点で振り返ってみましょう．

- アセスメント，看護介入に療養者と家族の健康問題，意志，希望や期待を取り入れることができましたか？
- 在宅看護で「療養者のその人らしさを支える」と表現されることがあります．KMさんの場合，具体的には何がＫＭさんらしさか説明できますか？
- ＫＭさんの在宅療養を支えるためのさまざまな職種との連携の仕方と，そのなかで看護師独自の役割を考えることができましたか？

参考文献

- ▶木下由美子：在宅看護論　第5版．医歯薬出版，2006．
- ▶木下由美子：演習・実習　在宅看護論．医歯薬出版，1999．
- ▶櫻井尚子・他：在宅看護論－地域療養を支えるケア．ナーシング・グラフィカ，メディカ出版，2007．
- ▶阿曽洋子編：看護・介護のための在宅ケアの援助技術　第3版．ヌーヴェルヒロカワ，2006．
- ▶岡本幸市・他編：脳血管障害の治療と看護．南江堂，2001．
- ▶藤島一郎：脳卒中の摂食・嚥下障害．医歯薬出版，1999．
- ▶東京都立神経病院看護科編著：神経疾患看護ケアマニュアル．文光堂，1998．
- ▶種池玲子・他編著：在宅看護実習の手引き．メヂカルフレンド社，1999．
- ▶岡崎美智子編著：在宅看護技術－その手順と教育支援．メヂカルフレンド社，2003．

在宅看護体験学習ノート	ISBN978-4-263-23505-8

2007年12月20日　第1版第1刷発行
2021年1月10日　第1版第8刷発行

著者代表　今　井　範　子
発行者　白　石　泰　夫

発行所　医歯薬出版株式会社
〒113-8612　東京都文京区本駒込1-7-10
TEL.（03）5395-7618（編集）・7616（販売）
FAX.（03）5395-7609（編集）・8563（販売）
https://www.ishiyaku.co.jp/
郵便振替番号　00190-5-13816

乱丁，落丁の際はお取り替えいたします　　　印刷・教文堂／製本・明光社

© Ishiyaku Publishers, Inc., 2007. Printed in Japan

本書の複製権・翻訳権・翻案権・上映権・譲渡権・貸与権・公衆送信権（送信可能化権を含む）・口述権は，医歯薬出版(株)が保有します．

本書を無断で複製する行為（コピー，スキャン，デジタルデータ化など）は，「私的使用のための複製」などの著作権法上の限られた例外を除き禁じられています．また私的使用に該当する場合であっても，請負業者等の第三者に依頼し上記の行為を行うことは違法となります．

JCOPY ＜出版者著作権管理機構　委託出版物＞

本書をコピーやスキャン等により複製される場合は，そのつど事前に出版者著作権管理機構（電話 03-5244-5088，FAX 03-5244-5089，e-mail：info@jcopy.or.jp）の許諾を得てください．

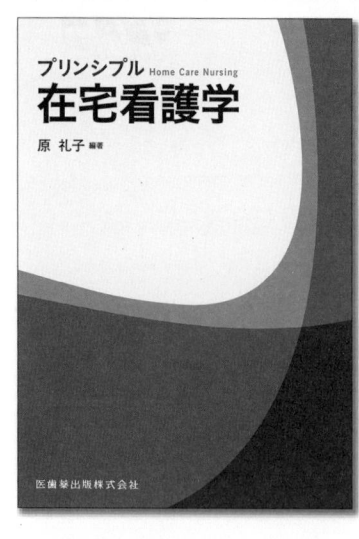

プリンシプル 在宅看護学

原 礼子 編著

◆ B5判 264頁
　定価（本体2,600円＋税）
◆ ISBN978-4-263-23675-8

- 「暮らしのなかのケア」を基本に据えた在宅看護の理念を学び，地域包括ケアシステム，在宅ならではの看護過程，ゴードンの11の機能的健康パターンを応用したアセスメント，信頼関係の構築と倫理，リスクマネジメントなど，実践に必要な知識とスキルを解説．
- 訪問看護師が担う，療養者の生活支援と疾患別の支援について，よくみられる場面や事例をあげて具体的に解説．
- 効果的な事例検討会の進め方や事例研究のまとめ方について詳述．在宅看護従事者として研鑽を積むことにより，さまざまなニーズにより広くより深くこたえられるよう工夫された一冊．

■おもな目次

第1章　在宅看護とは
1. 在宅看護とは
2. 「在宅看護論」の新設と在宅看護が求められる背景
3. 在宅看護小史

第2章　地域で生活する療養者とその家族
1. 在宅看護の対象の特性
2. 在宅看護の対象としての家族
3. 療養者と家族が暮らすコミュニティ

第3章　地域包括ケアにおける看護の役割と機能
1. 地域での暮らしを支えるためのシステム
2. 地域包括ケアシステム

第4章　在宅看護を支える保険制度と訪問看護
1. わが国の社会保険の概要
2. 訪問看護の提供体制

第5章　在宅看護における看護過程
1. 看護過程の必要性
2. 在宅特有の看護過程
3. 家族全体を対象にした看護過程

第6章　生活の場における看護の基本
1. 生活の場への訪問
2. 信頼関係の形成・意思決定への支援
3. 在宅看護と倫理
4. リスクマネジメント

第7章　在宅看護に求められるケアと療養者・家族への支援Ⅰ　生活支援
1. 食べること，栄養を確保すること
2. 自立した排泄を維持すること
3. 清潔を保つこと
4. 自立して移動すること
5. 呼吸を整えること
　（在宅酸素療法・気管カニューレ・吸入・呼吸リハビリテーションの実際と指導）
6. 24時間を支えること

第8章　在宅看護に求められるケアと療養者・家族への支援Ⅱ　疾患別の支援
1. ターミナル期にある療養者と家族の支援
2. 認知症による療養者と家族の支援
3. 精神障害による療養者と家族の支援
4. 難病による療養者と家族の支援

第9章　在宅看護学を深める方法
1. 看護を深めるための事例検討会
2. 看護を広めるための事例研究
　…実践を説明する言葉（概念）づくりを意識して

スマートフォン，タブレットなどでQRコードを読み取ると本書籍紹介欄をご覧になれます．▶

医歯薬出版株式会社

〒113-8612　東京都文京区本駒込1-7-10　TEL.03-5395-7610　FAX.03-5395-7611　https://www.ishiyaku.co.jp/